アトピーも掌《しょう》蹠《せき》膿《のう》疱《ほう》症《しょう》も

皮膚の病気は内臓でなおす

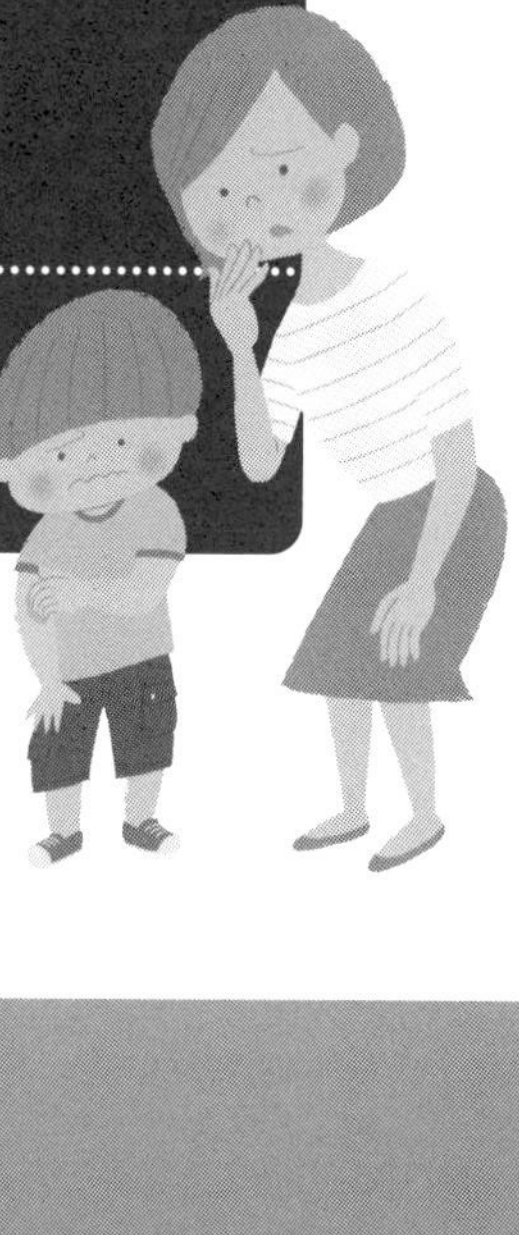

中医学専門家・薬剤師
猪越恭也
Ikoshi Yasunari

草思社

カバーイラストレーション＝大森巳加

まえがき

一九九一年三月、私は初めて掌蹠膿疱症《しょうせきのうほうしょう》の患者さんに出逢いました。

この方は六十歳代の男性でしたが、症状は手のひらと足の裏に、直径三ミリほどの膿《のう》疱《ほう》がびっしりとでき、表面がガサガサに荒れてひびが割れ、皮がむけ、爪もひどく侵されていました。何か所かの皮膚科をたずねて治療を受けたそうですが、改善がみられず、漢方薬を求めて相談に来られたのです。

病名の掌蹠の「掌《しょう》」は「手のひら」、「蹠《せき》」は「足の裏」のことです。掌蹠膿疱症では、どうしたことか、この部分にだけまず膿疱があらわれ、さらに悪化すると周囲に広がっていくのです。

また、おもに鎖骨《さこつ》や肋骨《ろっこつ》と胸骨《きょうこつ》のあいだの関節に炎症が起こって、腫れたり痛んだりすることもあります。

私は、この方に出逢ったことによって、中医学（中国医学）による治療法を研究する機会を得ました。

そして、西洋医学と中医学の両面からこの皮膚の障害に取り組み、有効な「中成薬」（中医学で用いる生薬製剤、漢方薬）を選び出すことができるようになりました。これは、私のセレンディピティ（思わぬ幸運＝serendipity）です。

アトピー性皮膚炎、掌蹠膿疱症、慢性じんましんなどのガンコな皮膚病は、かならず体の内側の「内臓」に真の原因があるのです。ですから、内臓と皮膚との関係を知らずに、根本的な治療ができるはずはありません。

わが国には、昔から「皮膚は内臓の鏡」という言葉があって、皮膚が体の内側を反映していることを古人はよく知っていたのです。

幸い、中国の医学には、長い歴史によって知ることのできた貴重な治験が、漢字によってしっかりと記録され、今日に伝わっています。

そのような知識の中に、皮膚と内臓との関係を述べたものがあります。私が衝撃を受けたのはこの一文でした。

「**肺は皮毛《ひもう》をつかさどる**」

これは「**皮膚は呼吸器（肺）の一部である**」ということを述べているのです。

私は、この一文にヒントを得て、皮膚と内臓の関係を理解することができ、さらに他の内臓との関係を審《つまび》らかにするに至りました。

治療の現場では、何といってもまず病気がなおるということが一番大切なことです。そしてその事実が源になって、新しい理論が生まれ、科学的な解明への道が開けていくのです。

本書では、私の知り得た慢性皮膚疾患の治療法をお伝えして、現在悩んでおられる方々のお役に立ちたいと思います。

さらには、多くの皮膚の専門家の方々の検証をいただきたいと願っています。

皮膚の病気は内臓でなおす

目次

おわりに
漢方または中医学に対する誤解について……178

第I部

慢性的な皮膚の病気のなおし方

Chapter 1 いつまでもなおらないのは理由がある

薬をいくら塗ってもなおらないのはなぜ？

皮膚のトラブルは、患部を目で見て、手で触れることができます。そのためか皮膚の治療は、おもに軟膏やクリームなどを外側から患部に塗る方法でおこなわれてきました。

しかし、慢性的な皮膚病は一時的になおったように見えても、やがて再発してきます。そして、また軟膏を塗るという悪循環がくりかえされ、症状はいよいよガンコにこじれていくのです。

たとえば、アトピー性皮膚炎、掌蹠膿疱症《しょうせきのうほうしょう》、慢性《まんせい》じんましんなどの慢性的な皮膚病です。その**真の原因は、じつは体の内側の内臓にある**のですから、いくら体の外側から治療を施してもその場しのぎでしかなく、根本的になおることはないのです。

現在、アトピー性皮膚炎にはおもにステロイド剤の配合された軟膏やクリームを塗り、場合によっては抗アレルギー剤やステロイド剤を内服するという治療がおこなわれています。しかし、このような方法で根本からアトピーがなおることはありません。

じつは、実際に難治なのはアトピーではなく、ステロイド依存性皮膚症のほうだからなのです。

ステロイド剤を長期にわたってくり返し使ったために、患者さんの皮膚は薄くなり、色素が沈着して真っ黒な肌になってしまっています。

また、掌蹠膿疱症の治療は、おもにステロイド剤を塗り、ビオチン（ビタミンＨ）の内服がおこなわれているようですが、やはりビオチンが不足する原因を改善するわけではないので、根本療法とは言い切れないものと考えます。

慢性じんましんに対しては抗アレルギー剤が用いられていますが、これも対症療法であって、根本から原因を断つものではありません。

このように、現代の皮膚科治療は結局、対症療法に終始しているだけなのです。それは、体の表面をおおう皮膚と内臓がどのようにつながっているのか、その関係がわかりにくいからではないでしょうか。

皮膚は「呼吸器」の一部です

わが国には、「皮膚は内臓の鏡」ということわざがあります。古くから人びとは、皮膚と内臓のあいだに深いつながりがあることを知っていたのです。

中国の伝統医学である「中医学」にも、皮膚と内臓とのつながりを解く重要な知恵がありました。慢性的な皮膚の障害を根本的に治療するヒントがそこにあるのです。

中医学には、数千年にわたった治療経験の蓄積があります。そのなかでも重要な知識は『臓象《ぞうしょう》』と呼ばれている内臓理論です。いわゆる「五臓六腑《ごぞうろっぷ》」理論です。

臓象という言葉は耳慣れなくとも、「五臓六腑」なら聞いたことがある方も多いでしょう。五臓六腑理論のうちのかなりの部分は、わが国でも江戸時代には庶民の常識となっていました。

お酒がしみわたるのは五臓六腑だし、五臓のひとつの「腎」が弱った状態は「腎虚《じんきょ》」といわれます。この「腎虚」という言葉は、たとえば井原西鶴の『好色一代男』などに「ED（インポテンス）」の意味で使われています。江戸時代のベストセラーに堂々と使われているということは、当時の人びとの常識だったものと考えてよいでしょう。

こうした「五臓六腑」の考え方の原典は、いまから二千年ほど前に著された『黄帝内経《こうていだい》・素問《けいそもん》』という、現存する中国最古の医学書です。

ここには、次のような文章が記されています。

「肺なる者は、気の本《もと》、魄《はく》の処《ところ》なり。其《そ》の華《はな》は毛に在《あ》り、其の充《みつる》は皮に在り」

これは「肺は体の働き（機能）を支える根本の働きをしており、魄（気魄）が宿り、その状態は頭髪や体毛によく現れており、また肺の充実の度合は皮膚に現れている」という意味になります。

最近の中医学書には、簡潔に「肺は皮毛《ひもう》をつかさどる」と記されています。

要するに、**「肺という内臓は、皮膚、体毛、毛孔《けあな》などを支配している」**という意味だと考えてください。

このように、中国の医学では、皮膚は五臓の「肺」の一部であると考えていたのです。

この考え方は、皮膚は受精卵の外胚葉《がいはいよう》から、呼吸器は内胚葉《ないはいよう》からとべつべつに発生したことを知る現代人（とくに医学者）には思いも寄らぬことではないでしょうか。

現代の西洋医学のみを信奉する立場からは、『臟象』（五臓六腑理論）を荒唐無稽の空理空論として排斥する人もいます。しかし、『臟象』は数千年にわたる中医学理論の集大成としてまとめられているもので、これを否定するとしたら、そもそも中医学自体が雲散霧消してしまいます。

もちろん、盲信すべきではありませんが、歴史に耐えて今日に伝わる意義は大きいと考えます。なにより、実際の治療の場できわめて有効な理論であることは、この理論を体験した人ならば誰でもその価値が理解できるはずです。

『臟象』の世界はいまから二千数百年をさかのぼりますが、現代の人体もその当時の人体も、基本的に大きな違いはないはずです。

現代医学も中医学も、結局は同じ人体をみているのだから、必ず一致点があるのです。

皮膚呼吸はたわごとですか？

皮膚は呼吸器の一部。そう考えるとき、すぐに「皮膚呼吸」という言葉が思い浮かぶのではないでしょうか。

この「皮膚呼吸」をインターネットなどで調べてみると、一部の皮膚科の医師から、かなり批判的な意見が寄せられていて驚かされます。

たとえば「人は皮膚呼吸をしていない。皮膚呼吸などというのは（宣伝文句などとして都合のよい人のいう）たわごとである。人間をカエルにするつもりか！」などと、なかなか手厳しいのです。

ところが、医学辞典、たとえば『医学大辞典』（南山堂、16版）には、次のように記されています。

「皮膚呼吸は酸素分圧の勾配があるときには、透過性の膜を通って起こり得るわけであるから、程度の差はあれ動物に共通のものである。たとえば環形動物のミミズでは皮膚呼吸のみをするが、カエルでは全呼吸量の30〜50％が皮膚呼吸で、冬眠中には75％になる。ウナギでは全呼吸の30％、ハトでは1％以下、ヒトでは0・6％が皮膚呼吸である」（傍線は筆者）

ここに書かれているのは、あくまでも科学的な定義です。皮膚呼吸は、程度の差はあっても動物に共通の機能であるといっています。ヒトではわずか〇・六%、全呼吸の二〇〇分の一ぐらいだから、ないも同然ではないかという見方をしているのが、批判的な方々のご意見なのだと思います。もともと、酸素の取り入れは体表を通しておこなわれたものですが、生物の進化によって呼吸の効率のよい呼吸器官がつくられてきたものでしょう。

こうした皮膚呼吸に対する見解の違いが、皮膚と内臓との関係になかなかたどり着けない原因のひとつなのかもしれません。

呼吸器を助ける「内臓」がある

「皮膚」と「肺」とのつながりがみえてくれば、それが突破口となって、「皮膚は内臓の鏡」といわれるところの因果関係が明らかになるのです。

まず、今日の内臓に対する考え方を加えながら、中医学の五臓六腑（臓象）を考えてみましょう。

五臓とは、「肝」「心」「脾」「肺」「腎」の五つであり、六腑とは、「胆」「小腸」「胃」

「大腸」「膀胱」「三焦」の六つです。肺とは「呼吸器系」のこと、脾とは「消化器系」のことと考えてください。腎とは「泌尿器・生殖器系」のことです。

三焦腑は体の上中下の三つの部分を、おもに水分の循環を通じて調和する作用が考えられています。三焦腑は「調整役」としての役割が大きいので、内臓の相関関係は「五臓五腑」で考えられています。

五臓とは、人体の生理機能そのものをあらわしています。「血液を貯蔵し、浄化する（肝）」、「血液を循環させる（心）」、「食物を消化する（脾）」、「皮膚を含み、呼吸をする（肺）」「水分をコントロールする（腎）」という、人体の五つの生理機能があてはまります。

五腑とは、「飲食物の通過する経路」と考えるとわかりやすいでしょう。胆、小腸、胃、大腸、膀胱は、食べ物や水分が入っていないときはがらんどうの「管」になっています。

五臓と五腑は次のように対をなしています。

肝―胆、心―小腸、脾―胃、肺―大腸、腎―膀胱

という関係です。

五臓はそれぞれ独立して働いているのではなく、たがいに養い、養われる「親子関係」にあります。その関係から考えると、「肺」とほかの内臓とのつながりがみえてきます。つまり、「脾」は「肺」の親、「肺」は「脾」の子どもということになります。そして、「肺」の子どもとなるのが「腎」なのです。

その関係をわかりやすくしたのが、左ページの「五臓の相生相克図」です。

肺をとりかこむ内臓の相互関係を整理してみましょう。

脾（消化器系）→肺（呼吸器系・皮膚）→腎（泌尿器・生殖器系・ホルモン系）

つまり、「皮膚は内臓の鏡」が意味するところの内臓とは、どうやら脾、肺、腎あたりがあてはまりそうなことがわかってくるのです。

「脾」は、今日でいうリンパ系の「脾臓」を指すのではなく、「胃」と一対をなして、消化吸収・栄養素の運搬などをおこなう内臓系全体に相当するものです。

五臓の相生相克図

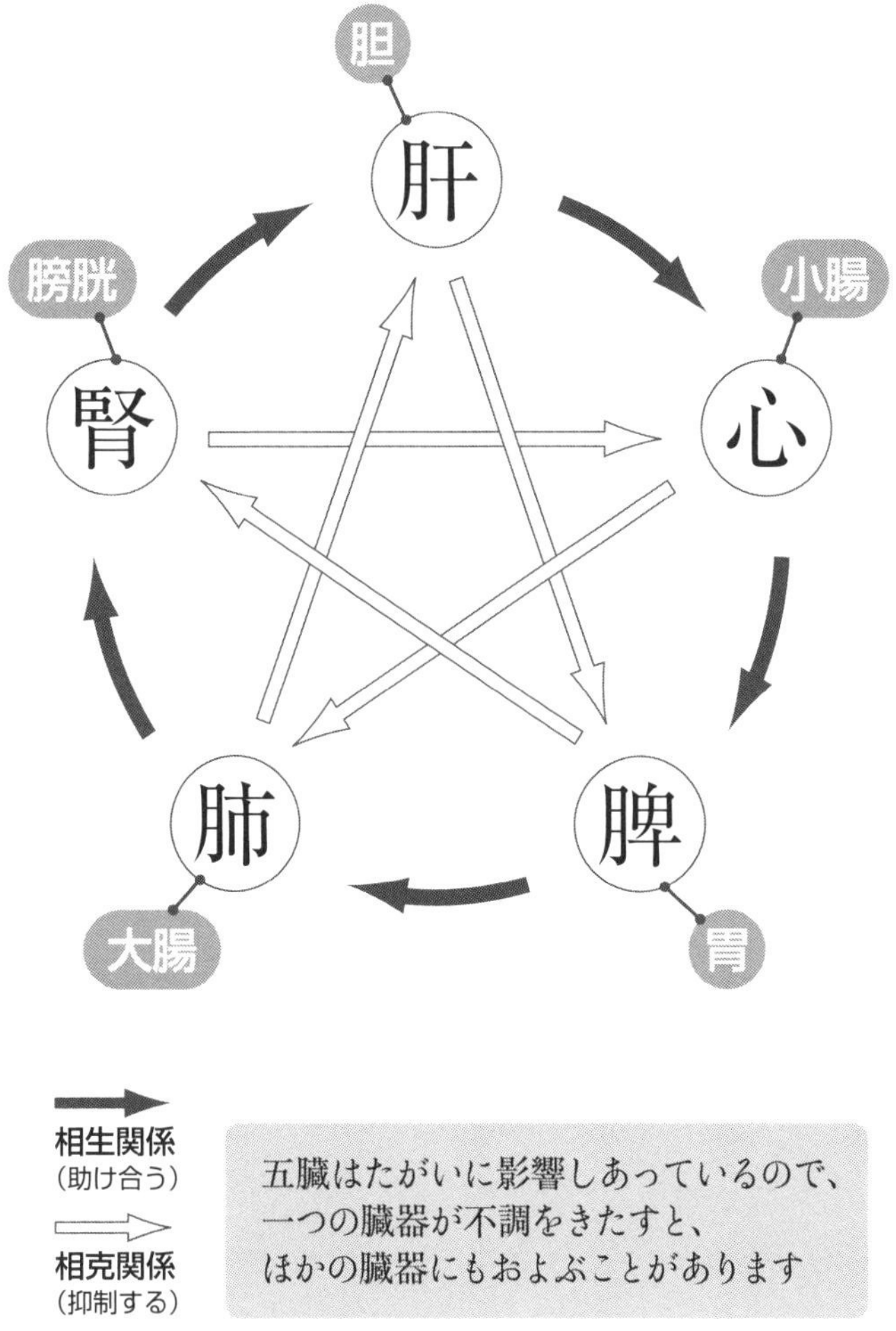

五臓はたがいに影響しあっているので、
一つの臓器が不調をきたすと、
ほかの臓器にもおよぶことがあります

「腎」は、今日でいう泌尿生殖器系にあたります。

副腎や生殖器系その他の多くのホルモン系の作用、骨や骨髄を養い、造血や免疫の作用、水分のコントロールなどに関係し、生命活動の根本を支配する内臓系であると考えられています。

なお、中医学の「肺」の範囲は、鼻からはじまり、のど、気管、気管支、細気管支、肺胞など、空気の出入りするところすべてがその中にふくまれます。これに「皮膚」が加わるのです。

「脾」「肺」「腎」のトライアングルが鍵

五臓と五腑の関係から考えると、「肺」は「大腸」と連携して働いています（21ページ図）。実際に、たとえばアトピー性皮膚炎の乳児は、下痢や緑便をしていることが多く、掌蹠膿疱症の患者さんの場合、大腸菌叢に不備があるとされていることなどが思いあたります。

また、排便そのものも呼吸の力に頼っており、気管支喘息などの肺の機能のよくない

肺を中心とする脾肺腎のトライアングル

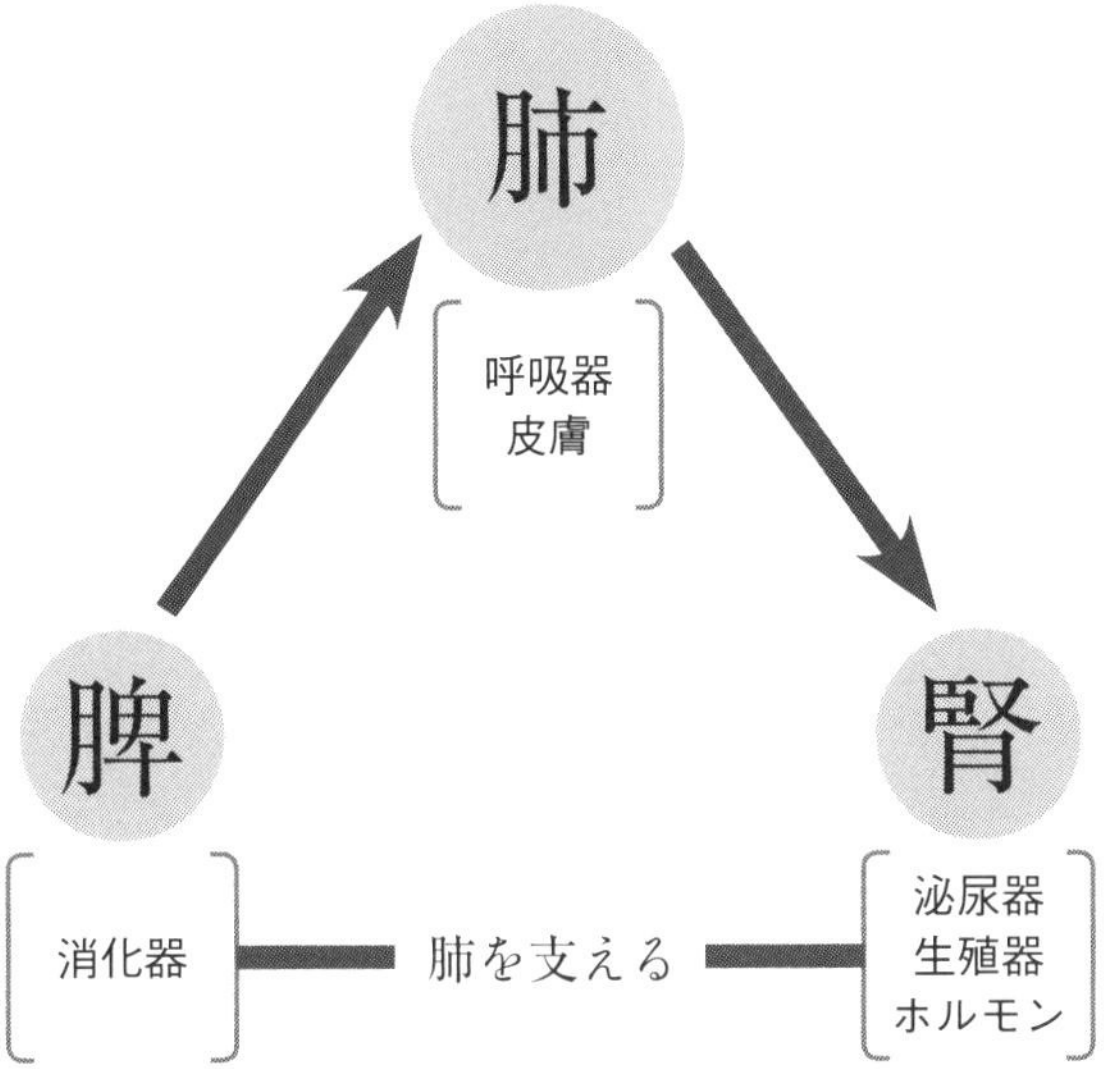

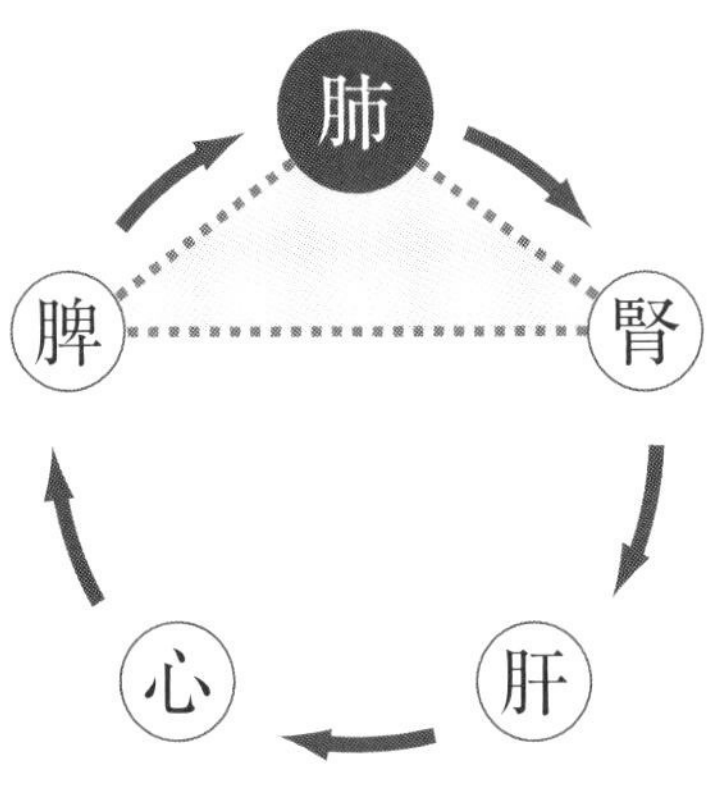

人は、便秘がちになります。

「肺」を養っているとされる「脾」は、胃と連携して働く内臓のことで、今日でいう消化器系にほぼ相当しています（現代医学では、いわゆる脾臓はリンパ系の内臓とされ、中医学の「脾」とは違うということを知っておいてください）。

「脾」つまり消化器系が弱いと、その子（養う相手）である「肺」も弱く、「肺」の一部である皮膚が、障害されやすくなるという連鎖反応が起こります。

「肺」が弱ると、玉つきのようにして、その子である「腎」の働きが衰えます。「腎」とは、今日でいう泌尿生殖器など、おもに下半身、臍下の働きを支配する内臓グループのことです。

「腎」が弱った状態を「腎虚」といいます。「虚」という言葉は「不足」とか「欠乏」を意味していて、つまり「腎虚」とは「腎」の機能が衰弱している状態なのです。

中医学の「腎」は生殖器系も含んでいますので、今日でいうホルモン系の働きの多くは「腎」の機能のなかに含まれると考えられます。たとえば、性ホルモンや副腎のホルモン（ステロイド）なども含まれると考えられるのです。

腎が弱ると、子供を作る能力の衰えによるＥＤ、不妊、更年期障害などが起こります。

また水分のコントロールができにくくなるので、尿が近くなったり、尿が出にくくなったり、むくんだり、逆に頻尿になったり（膀胱の萎縮や尿道の括約筋のおとろえ）、体内の水分が少なくなって、体が乾燥して皮膚がかゆくなったりします。

これは体温調節にも関係してきます。「腎」が衰弱すると、体を温める力がおとろえて体が冷えますし、逆に、水分が少なくなるために体温の上昇をおさえられず、午後になると微熱が出たり、手や足の先がほてったり、口の中が乾燥したりするようになります。

さらに、腎には骨を養う作用があります。たとえば、飲食物に含まれるカルシウムを自分の体の骨に運ぶためには、活性型ビタミンD_3が必要ですが、そのビタミンD_3の活性化には腎臓の働きが欠かせないことは現代医学でも明らかになっています。

中医学でも同じように、「腎」には骨、骨髄、歯を養う働きがあることが明記されています。

骨や骨髄、歯などを養う力がおとろえると、骨がもろくなって骨粗《こつそ》しょう症を起こしたり、骨髄の機能が低下し、そのため造血機能が低下して、赤血球が不足して貧血となったり、白血球の異常によって免疫力の低下や異常が起こります。

脳髄はもっとも大きな骨髄ですから、「腎」のおとろえは脳にもおよび、頭脳の働きが低下します。

慢性的な皮膚病もじつはこの腎虚と深い因果関係にあります。アトピーの症状とは、免疫の過剰反応であり、同時に副腎の機能の低下が認められます（慢性化し皮膚が黒ずむ）。これは「腎」の虚証に相当しているのです。

膿疱症では、本来は自分の体を守るはずの白血球の一種である好中球が、自分の体の手のひらや足底の角質層や骨、関節を攻撃するという「免疫の錯乱」が起こっています。ということは、自己免疫疾患の一種であると考えられ、このような状態はやはり体質的には中医学の「腎虚」に相当しています。

このように、中医学の目でみると、皮膚が属する「肺」を中心にして、脾、肺、腎の三者の関係が浮かび上がります。**「脾」「肺」「腎」の三臓の相互関係が、慢性的な皮膚病と深くつながっている**のです。

私は、この三者関係をアレルギーのトライアングル、あるいは免疫異常のトライアングルと呼んでいます。

Chapter 2 掌蹠膿疱症《しょうせきのうほうしょう》のなおし方

症状と特徴

①手のひらと足の裏に膿疱ができ、骨や関節が侵される。
②膿疱には細菌はみつからず、表皮細胞の残骸や自らの免疫を受け持つ白血球などがみられる。
③慢性化してなおりにくい。

白血球が自分の体を攻撃している

掌蹠膿疱症は、右にあげたような特徴をもった慢性皮膚疾患です。

ふつう、化膿《かのう》が起こった場合は、その膿汁《のうじゅう》のなかに外部から侵入した細菌がみつかるはずですが、膿疱症の場合は外敵はみつかりません。そのかわり、膿《うみ》のなかに自分の体を守る白血球の一種である好中球といわれる免疫細胞が多くみつかり、手のひらや足底の皮膚の角質層に向かってたくさん集まっているのが認められます。

細菌という敵がいないのに、体の防衛軍である好中球が集まり、死滅している。これはどうしたことでしょうか。まるで戦争のときにたまに起こることのある、〝同士討ち〟みたいなものではないでしょうか。味方を敵だと間違えて攻撃しているのです。

本来、免疫細胞のような防衛軍は敵と味方をはっきり識別する教育を受け、その試験に合格した兵士のみがパトロールにつくのです。同士討ちなどが起こるはずがないのです。

しかし、現実には一部の兵士（白血球）が、自国の軍隊に砲弾を撃ち込んでいる。つまり、これが掌蹠膿疱症の正体であると考えるとよいでしょう。

このようなことが起こる原因は、何といっても兵士を育て教育する仕組みに問題があると考えられます。では、体を守る兵士、つまり免疫細胞はどこで生まれ、どこで教育を受けるのでしょうか？

人の血液の成分は、すべて骨髄の造血幹細胞からつくられることがわかっています。

赤血球も、いろいろな種類の免疫細胞である白血球も、血小板も、みんな骨髄が故郷であり、学び舎なのです。

このことから考えられるのは、**免疫細胞の生まれ故郷である「骨髄」の働きが悪く、教育が徹底していない**のではないかということです。

また、胸腺といわれる組織も、免疫細胞の教育に関与しているとされますが、たしかに膿疱症の場合、胸腺の影響力が弱まった成人に多く発症しています。

このように考えてくると、骨髄の働きを充実させる方法があれば、自己免疫異常の難症も解決できるのではないかということになります。

骨髄を強める「腎」の働き

中医学で骨髄の働きをつかさどるのは、「脾、肺、腎のトライアングル」のうちの「腎」の働きです。

「腎は骨と歯をつかさどり、髄を生ず」という一節が『黄帝内経』に記されています。

つまり、五臓の「腎」は、骨、骨髄、歯などを養う働きがあるのです。その働きを強めることを「補腎《ほじん》」といいます。免疫細胞が正しく働かない自己免疫異常に対して、骨髄の機能を高める補腎法の効果が期待されるのです。

中医学のよいところは、病態がわかれば必ず治療法が導き出される仕組みになっていることです。これは長い歴史を経て蓄積された膨大な治験のおかげでしょう。とはいえ、一〇〇パーセントなんでも大丈夫かといえば、さすがにそれは無理で、長いあいだ肺結核やコレラやチフスなどの悪性の伝染病には十分な対応ができませんでした（しかし、ウイルスには中医学のほうがよく対応しています）。今日でもパーキンソン病や筋無力症など、中医学的にもなかなか難しい病気が残されています。

患部では「火事」がおこっている

中医学の治療の方法は、「弁証論治《べんしょうろんち》」といわれます。体の症状から「証《しょう》」を弁別し、治療方針を立て、その方針に従って治療を進めるというものです。

掌蹠膿疱症の場合、炎症の場は皮膚の一部で、これは五臓の「肺」の部分に属します。

また、慢性化してなおりにくく、症状が進むと骨や関節が侵されたり、骨髄の働きの異常が考えられるので、五臓の「腎」の衰えが認められます（腎は骨、骨髄、歯を支配している）。

つまり**「肺と腎」の二系統の衰弱によって症状が起こっている**、ということになります。これが膿疱症の患者さんに共通する問題点で、これは「肺腎両虚《はいじんりょうきょ》」という状態であると考えられます。これが、体質面の「証」（見立て）で、膿疱症の根本原因であると考えられるのです。

膿疱のできている皮膚の患部を診ると、多くの場合は赤くただれ、無色から黄色の水疱から膿疱に変わり、それがつぶれると皮がむけ、患部に熱感を帯びます。このように「水疱→膿疱→皮むけ」ということをくり返すのです。

たとえてみると、患部は一種の火事のような状態になっています。この患部の状態は白血球を含んだ体液（リンパ液と膿）をともなう炎症なので、「湿熱《しつねつ》」という「証」です。しかし、同時に乾燥による皮むけも始まっています。これは、炎症のために皮膚が血液から栄養の供給を受けにくくなった状態だといえます。

こうした患部の状態は、血液の不足によるので「血虚《けっきょ》」（虚は不足をあらわす）の「証」も認められます。

「肺」と「腎」を強化する

以上をまとめると、掌蹠膿疱症の本質は「肺腎両虚」であり、患部には「湿熱」と「血虚」が認められる、ということになります。

この「証」に対するなおし方（治則）は「肺腎双補《はいじんそうほ》、清熱祛湿《せいねつきょしつ》、補血潤燥《ほけつじゅんそう》」です。

これは、「肺と腎を強化し、患部の熱と過剰な分泌液を除き、造血して皮膚にうるおいを与える」ということです。

この治療方針によって、対応するための処方を探すと、「肺腎双補」の作用のある処方として八仙丸《はっせんがん》が浮かびます。この処方は一七七七年に刊行された『医級』（董西園著）という医学書に書かれています。処方構成は、「六味地黄丸《ろくみじおうがん》」という漢方製剤に麦門冬《ばくもんどう》と五味子《ごみし》の生薬を加えたものです。

六味地黄丸はおもに「腎」を強化して、「肝」の働きを高める作用もあります。

腎と肝は「肝腎同源」ともいわれ、この二臓は常に助け合って働いているため、同時に改善していくことが大切なのです。

麦門冬と五味子は、「肺」の働きを高め、皮膚を強くします。

また、「湿熱」の除去と「補血潤燥」には三物黄芩湯《さんもつおうごんとう》を選びました。この処方の構成成分は地黄《じおう》、黄芩《おうごん》、苦参《くじん》の三つの生薬です。出典は西暦二〇〇年代の『金匱要略《きんきようりゃく》』です。

地黄は、六味丸の主成分でもあり、「腎」を強め、造血し、肌のカサつきをうるおします。

黄芩は炎症の熱を鎮め、膿汁を除きます。苦参は、患部の炎症をしずめかゆみをおさえます。

八仙丸は根本治療薬であり、三物黄芩湯は対症療法薬であるといえるでしょう。

このように、五臓を検証し、証（症状）を見立てていくことで掌蹠膿疱症の治療に用いる二つの処方の選択を行いました。

実際にこの二つの処方の組み合わせはよい効果をあげています。ビオチンを服用する必要はありません。ましてやステロイド剤などはいっさい不要です。

ただし、実際には人によっていろいろな症状をともなうので、ある程度の補助薬を用いなければならないこともあります。たとえば浸出液がかなり多いときには白虎加人参湯《びゃっこかにんじんとう》をさらに加えたり、熱感の強いときは五涼華《ごりょうか》のような熱をさます作用のある処方を併用したりすることもあります。

「リバウンド」で体はめざめる！

アトピーの場合も同じですが、漢方薬を服用しはじめると、だいたい一週間から二週間のうちに症状の悪化をみます。かえってかゆみが強くなったといったような症状が九〇パーセントぐらいの人にあらわれてきます。これは、ステロイド剤などを中止したときのリバウンド症状に似ていますが、多くの場合、二週間から一か月ぐらいのうちに、かなり鎮静してきます。

この**一時的な悪化現象**は、患者さんにはつらいことですが、結果的にみると、その衝撃によって、**人体の自然治癒力をめざめさせる**という、大事な効果があるように思われます。また、アトピーの場合には、皮膚に蓄積された酸化ステロイド剤の排泄に役立つと考えられます。

このつらい悪化現象の時期を耐え抜いたあとも、良くなったり悪くなったりをくり返す時期が続きます。しかし、一年半から二年ぐらい経過すると、多くの人はじょじょに改善が進み、なおるという自信をもっていただけます。だいたい三年ぐらいで治療を終えられる人がたいへん多いのです。まれですが、もう少し時間のかかる人もいないではありませんが。

うれしいことに、こうした治療が進むなかで、疲労感などが改善され、血色もよくなり全身の状態が整ってきます。骨や関節の炎症も、皮膚の症状の改善とともに解消していきますし、便秘や下痢なども、たいていはなおっていきます。頑固な便秘の人には、麻子仁丸《ましにんがん》など作用のやわらかいものから、桃核承気湯《とうかくじょうきとう》など作用の強いものまで、多くの処方が用意されています。また、ストレスのために便がすっきり出なかったり、便秘と下痢をくり返す人には逍遙散《しょうようさん》の類が有効です。

下痢をする人に対しても、下痢の原因に対応する処方が用意されています。

食事のとり方については、カロリーの高い飲食物はひかえめにします。また、トウガラシやコショウ、ネギなどの香辛料は少なめにしましょう。カロリーの高い食品とは、たとえば、お酒、チョコレート、砂糖の多いお菓子や飲料、焼肉や天婦羅などです。これらの食品は火に油を注ぐようなもの、炎症を悪化させるばかりです。また、タバコを吸っている人は、ちょうどよい機会ですから、この際、キッパリとおやめになるのがよいでしょう。

外用薬は、皮むけや炎症によるただれを緩和するために用います。リスブラン社のクリームやローション、中国のクリームやローションなどがその例です。

再発の防止については、やはり生活習慣が大切です。あまり無理しないように心がけましょう。休養は必要です。睡眠時間が不足しないようにしましょう。

ごくまれにですが、再発をみることがありますが、以上のような方法をもう一度くりかえすことで、早くなおすことができます。

Chapter 3 アトピー性皮膚炎のなおし方

症状と特徴

①乳児期には、顔や手足、全身に湿疹ができ、赤みをもち、ジュクジュクと浸出液が出たり、皮膚がむくんだりする。

②アレルギー性の疾患であり、遺伝的な素因があると考えられている。

③アレルゲン（アレルギー反応を起こす原因物質）には、ダニやホコリ、動物の毛やフケなど、外界から皮膚や呼吸器に付着したり侵入するもの（接触性アレルギー）と、飲食物のように胃腸など消化器官を経由するもの（食物アレルギー）とがある。

④成人アトピーは、もっとちがう素因が考えられる。乳幼児とはちがって、成人の場合はすでに胃腸などの消化力が発達しているので、心身の過労、夜ふかし、過度の飲酒や喫煙、甘味のものの過食などによる、副腎の機能の低下の可能性がある。

アトピーにステロイドはいらない

ヒトの子供は、脳の発達にともなって頭が大きくなり、産道を通りにくくなったために、他の動物にくらべて未熟のまま産み出されているといわれます。

乳児の頭の骨は出産前には完成しておらず、頭頂部がぺこぺこしています。また、全身の骨も未熟であるので、自分で立って歩くようになるまでに一年ぐらいを要していま す。

皮膚も弱く、胃腸の消化吸収の力も弱いために、母乳でさえも十分に消化できず、下痢をしたり緑便をしたり、お乳を吐いたりしている赤ちゃんはたくさんいます。食物の消化力が弱いために、たとえばたんぱく質はアミノ酸に、糖質はブドウ糖にまで消化されず、分子量の大きい未消化物がアレルゲンとなっている、と考えられます。また、免疫の機能も成人にくらべて十分なものではありません。

乳児のアトピーの背景には、こうした発育の未熟さがあると考えられます。ですから、考えようによっては、アトピーはむしろなおりやすい皮膚病のはずです。赤ちゃんが成長して、皮膚も胃腸も丈夫になり、免疫の力が充実してくれば、かならずなおるはずだからです。

じつは、アトピーがこんなに多くの人びとを苦しめるようになったのは、皮肉なことにステロイド剤がかんたんに手に入るようになったのと時期を一にしているのです。

アトピーに対して、最初からステロイド剤に頼ることは大きな間違いなのです。あまりにも症状がひどいときに限って、本当にわずかのあいだだけ使うのはやむを得ない、とはいえるでしょうが。

アレルギー性の反応は、本来は人間の防衛反応であり、悪いものを排除するために起こるものですから、体はよいことをしているつもりなのです。たまたま過剰に反応して不快な症状を起こしているために、目の仇にされているのですが、たいていは成長とともに体力がつき、消化吸収の力もよくなり、副腎の働きも正常になり、免疫系（たとえばリンパ球と顆粒球のバランスなど）も整ってくると、あまり不快な症状はあらわれなくなっていくものなのです。

また、アトピーはつい最近になって生まれた現代病であるかのように思われる人も多いようですが、そんなことはありません。アレルギー性の反応は、サルにもみられるのです。アトピーも含めてあらゆるアレルギー性のトラブルは、人類のはじまりとともにあったはずなのです。

私事で恐縮ですが、私と私の弟もいまでいうアトピー性皮膚炎の症状を、子どものころには立派(?)に起こしていました。手足の関節を中心に湿疹が慢性的に出て、よくかきこわしていましたし、アレルギー性鼻炎のために鼻水をたらしてもいました。私の子ども時代のことですから、まだ戦前の昭和十年代のことです。その当時はどこの家も子だくさんで、私の家も五人兄弟でした。いまでいうアトピーの子はどこにでもいたのですが、当時の親たちは湿疹ぐらいでは病院には連れていったりしませんでした。かりに行ったとしても、当時はステロイド剤がなかったので、今日のようなステロイド依存性皮膚症にはならずにすんだことでしょう。

実際には、私も症状のひどかった弟も遅くとも十歳までには、何の治療もしないのにきれいな皮膚になりました。今日にいたるまで、皮膚には何の支障もありません。ただ、私は少々花粉症の気はありますが。

また、私の孫の一人に、生後二、三か月のころに顔を中心として湿疹が出ました。そこで、生薬を煎じたハーブティをお茶がわりに飲ませたところ、一年以内にまったくきれいな肌となりました。十二歳になったいまでもアレルギーの症状はまったく出ていません。

このように書くと、私が昔の無知を礼賛しているだけではないかと受け取られる方がいるかもしれません。しかし、これは私一人がいっていることではなく、私と同年代の人なら誰でも知っていることなのです。

また、たとえば免疫療法で有名な安保《あぼ》徹《とおる》先生は御著書のなかで次のように述べておられます。

「ステロイド外用薬を使用しないとすると、アトピー性皮膚炎はどうやって治療すればよいのでしょう。少し乱暴な言い方かもしれませんが、放っておけばよいのです。

アトピー性皮膚炎は、ハウスダストやペットの毛やふけ、ダニなどが皮膚に付着すると、それを異物として認識し、免疫力によって、体から除去しようとする反応によって起こります。健康な人ならこれらの物質を異物として認識しないのですが、リンパ球の多いアトピー体質では、排除すべき物質として、過剰に反応してしまうわけです。

皮膚に炎症が起こるのは、体が一所懸命に異物を追い出そうとしている証拠なのですから、それをわざわざ薬などでとめてしまうことはありません」(『体温免疫力』ナツメ社)

私は、中医学の「アレルギーのトライアングル」（26ページ参照）を活用して、積極的にできるだけ早く体質の改善をはかるようにしていますが、安保先生のご説のように、また、私たちの子ども時代の経験のように、放っておいてもやがて成長とともになおっていくのが大半なのです。

湿疹を目の仇にして、少しでも湿疹が出るとすかさずステロイド軟膏を塗って消そうとすることが、結局は子どもたちの副腎の萎縮をまねき、「ステロイド皮膚症」の泥沼に子どもたちを追い込んでいるのです。

乳児のアトピーのなおし方

乳幼児は、皮膚をふくめた呼吸器系（五臓の「肺」）と胃腸など消化器系（五臓の「脾」）の二系統が弱いことが多く、中医学的にいうと、アレルギーのトライアングルのうちの「脾」と「肺」の弱い、「脾肺両虚」の証の子どもが多くみられます。

症状は、皮膚湿疹のほかに、鼻アレルギーや気管支喘息などの、一連の呼吸器系のトラブルをともなうことが多く、また、下痢や緑便、お乳を吐く、食欲がないなどの消化器系の異常をしばしばともないます。

漢方薬の使い方としては、**乳幼児期の場合は、「肺」の強化と「脾」の強化**をおこないます。

基本処方としては「補中益気湯《ほちゅうえっきとう》」がおもに用いられます。この処方の構成をみると、人参（朝鮮人参）、白朮《びゃくじゅつ》、陳皮《ちんぴ》など胃腸を強化する生薬に黄耆《おうぎ》という皮膚、呼吸器を強化する生薬が配合されており、一剤で「脾と肺」を強化する作用があり、抵抗力も高まります。また玉屏風散《ぎょくびょうぶさん》（衛益顆粒《えいえきかりゅう》）という処方もあります。この処方も黄耆、白朮、防風《ぼうふう》などの生薬から成っており、「脾」と「肺」を同時に補強します。このような補益剤（体力を強める処方）をベースにして山帰来《さんきらい》、金銀花《きんぎんか》、忍冬《にんどう》のような抗炎症、抗菌などの作用のある生薬を別に用いることもあります。

子どもにも、「腎虚」の証がある場合がありますが、多くは腎虚の親から生まれた子どもたちです。子どもにみられる「腎虚」症状は、歯や骨の発育の悪いこと、病気にかかりやすく、かかるとなおりにくい（免疫力の低下）、耳の炎症を起こしやすいなどです。

子どもの腎虚には、六味地黄丸《ろくみじおうがん》が体質改善剤として用いられますが、六味地黄丸に「肺」の働きを強める作用のある麦門冬《ばくもんどう》と五味子《ごみし》を加えた処方の八仙丸《はっせんがん》がアトピーや気管支喘息に用いられています。胃腸の弱い子どもが多いので、たいていは補中益気湯などと併用します。

食物アレルギーも乳幼児、小児に多いアトピーの原因です。アナフィラキシーショックが起こるような場合は医師の指導を受けましょう。あまり症状がひどくない場合は、厳格な除去食はかならずしも効果的とはいえません。結局は発育不全のために治癒が遅れてしまうことがあります。

成人アトピーのなおし方

成人アトピーは、乳幼児期にはとくに皮膚の症状はなかったのに、二十歳代の前後など、かなり成長してから、アレルギー性の慢性湿疹があらわれるケースです。

前述のように、すでに胃腸（脾）の働きはほぼ健全であることが多く、就職などによって精神的なストレスが強まったり、独身生活をはじめたために、食事が肉食に片寄ったり、甘味の飲食、インスタント食品が多い、飲酒や喫煙が過度になる、睡眠時間が不足する、疲労がたまる、部屋の掃除が十分でない等々の生活習慣や生活環境の悪化があり、アレルゲンの過剰な摂取が起こったり、副腎の機能が低下するなどの原因が考えられます。

こうした状況は、中医学的には「腎虚」の症状であり、もともと呼吸器系が弱い素因などといっしょになって「肺腎両虚」となり、皮膚に湿疹が生じたものであろうと考えられます。

実際に、成人アトピーの場合は、体質改善の目的で「肺腎双補」（肺と腎の両方を補う）の作用のある八仙丸をやはり用います。

これに、対症療法として、皮膚の炎症による乾燥やただれ、かゆみ、熱感などを沈静する目的では温清飲《うんせいいん》がおもに用いられます。

しかし、症状や、ときに季節のさまざまな気象の変化を考えながら、他の処方を併用する必要がある場合が少なくありません。

このような処方や薬剤の選択の問題は、治療の場で、中医学の専門の医師や薬剤師と個々に相談して解決するほかありません。

アトピーは遺伝的な「宿命」なんかじゃない

アトピーについて、一般的に遺伝的素因があげられています。おそらくこれは間違いないことだと思われます。

しかし、この「遺伝的である」という体質に対する取り組みには、まるで正反対な対応がなされているように思います。

これまで、よく聞かされてきたのは、次のような説明です。

「アトピーは遺伝子によって先祖代々、そして両親からあなたに伝えられた体質である。遺伝子は一生変わらないのだから、あなたのアトピー体質は生涯なおらない。そして、アトピーでは皮膚をかきこわすことによって悪化するのだから、ベストの治療はかゆみを消して、かかないようにすることである。かゆみを防ぐには、ステロイドホルモン剤が一番効果が優れている。ステロイド剤には、強いものから弱いものまで、たくさんの段階があるので、できるだけ弱いもので効果のあるものを選べば副作用の心配はない。ステロイド剤に対するアレルギーこそ、アトピーを悪くしている元凶なのだ」というような論旨です。これをA説としましょう。

さて、もう一つの考え方はつぎのようなものです。これをB説としましょう。

「私たちは、おそらく遺伝子以上のことはできないだろう。しかし、多くの人びとは自分のもっている遺伝子の五～六パーセントしか使っていない、世に優れた人びとといえどもせいぜい一〇パーセントから一一パーセントである。ということは、まだ使っていない遺伝子がざっと九〇パーセントもある。しかし遺伝子にはよい遺伝子と悪い遺伝子とがあるから、おおざっぱにいってそれが半々であるとしても、よい遺伝子はまだ四五パーセントも残っている。だから人は努力して、このよい遺伝子のランプをつけるとよい。そうすると悪い遺伝子のほうはランプが消える。必ずなおすという決意をもって困難に立ち向かえば、よい遺伝子が点灯する。それが努力をする人がより優れた人間になることの秘訣である。病気がなおるのも同じだ」

このB説は、村上和雄先生（筑波大学名誉教授、『遺伝子オンで生きる』サンマーク出版）のお考えを、私流に勝手に解釈したものですから、あるいは間違っているかもしれません。しかし、私が長年、中医学の仕事にたずさわってきたなかで、多くの人びとがアトピーや膿疱症の苦しみから立派に立ち直るのを目のあたりにするにつけ、**人間の体に宿る自然治癒力こそがなおす力である**ことを確信してきたことと符合するのです。

みなさんは、A説をとりますか、それともB説をとりますか？

言うまでもありませんね。A説は敗北の遺伝子論であり、B説こそは勝利の遺伝子論だと私は思っています。

「かゆみ」が「かゆみ」をなおしてくれる

多くの皮膚科の本を読んでみると、

「とにかく『かゆみ』が悪い。かきさえしなければアトピーはよくなる」

といった論調が目立ちます。

私は、まったく反対の考えをもっています。

「かゆみや痛みは貴重だ。もし、人間にかゆみや痛みがなかったらどうなるだろうか、自分の変調に気がつかないのだから、これはまったく恐ろしいことだ。

かゆみや痛みは体の異常を知らせてくれる大切な警戒警報なのだ。

火災報知器がうるさいからといって切ってしまえば、たちまち大火事になるだろう」

と考えています。

人の行動には、かならず何らかの理由があります。お腹がすいたからご飯を食べるのだし、しゃくにさわったから怒りだすのです。かゆみにも痛みにも、ちゃんと何かの理由があるはずです。理由を無視して、結果だけに対応するのでは、いつまでも同じことがくり返されてしまいます。

さらに、私は「**かゆみがかゆみをなおす**」とさえ考えています。かゆみがあると、人の体はそのかゆみを消すような働きを起こします。かゆみに反応した体は「副腎皮質ホルモン」を生産し、それをかゆみの現場に送りこんでかゆみを消そうとするのです。

自分の体のなかで作られたホルモンならば、必要なぶんだけがきちんとコントロールされて届けられるので、副作用が起こりません。

ところが、外から薬として塗ったり内服したステロイドホルモン剤の場合は、必要のない部分にまで行きわたって副作用を起こしてしまうことがあります。何より困るのは、長期にわたって外からホルモンが与えられると、みずからの副腎の働きが弱まって萎縮をまねいてしまうことです。輸入だけに頼っていると、自国の産業を潰すことになるのと同じことです。

実際に、長期間にわたって副腎皮質ホルモン剤を使いつづけた（つづけさせられたといったほうが正しいでしょう。患者さんはこうしたことを知らされていないのですから）場合、皮膚には黒く色素が沈着してきます。これは副腎皮質が働かなくなるアジソン病によく似た症状なのです。

ところが、ステロイド剤の使用をやめ、かゆみに対して逃げずに立ち向かうと、かゆみによって自らの副腎の働きが強化され、やがてはかゆみも消えて皮膚は本来の白さを取りもどしていくのです。

かゆみはいやなものです。だからこそ、人の体はこれを改善し、快適さを求めてかゆみを消すように働き出すのです。「かゆみのおかげでかゆみがなおる」というのは、こういう仕組みをいっているのです。

多くの患者さん方は、この考えを支持してくださいます。

それまで一〇〇パーセント悪者だったかゆみも、よい面があることがわかってくると、七〇パーセントぐらいのものに感じられるはずです。なんとか我慢できるようにもなってきます。

かゆみとのつき合いは、ほんとうに大変なことです。夜も眠れない人が少なくありません。それでも、ほとんどの人が、かゆみと闘ってやがて勝利をおさめてくださるのです。柔道と同じように、敵の力を利用して悪の根本を投げ飛ばすのです。

ステロイドをやめて漢方薬をのみはじめると、一週間ぐらいたったころから、ほとんどすべてのケースで症状の悪化がみられます。いわゆる「リバウンド」ですが、これは一時的なものでしかなく、その後かならず快方に向かっていきます。

ところが、ステロイド剤を長く使いつづけてきた人ほど、この悪化現象は強烈なものになります。そのため、急にはステロイド剤を完全にやめることができない人もいます。

もともと、根本的になおす作用がないステロイド剤を長期にわたって連用したことが誤りなのですから、ほんとうならばただちに中止すべきなのですが、人間のがまんにも限界があります。実際には、少しずつやめていくしかないケースも多いのです。

リバウンドの強さは、人によってさまざまです。それでも、人間の治癒力はかならず働きはじめます。どんなリバウンドも、やがては終息する日が来るのです。

なお、食事や皮膚のケアについては『アトピーは中医学と薬膳で治す』（植松光子著、二見書房）の一読をおすすめします。

Chapter 4 慢性じんましんのなおし方

症状と特徴

①医学的な検査でもアレルゲン（アレルギー反応を起こす原因物質）がみつからないことが多い。
②じんましんは、長期にわたってあらわれたり消えたりすることが多い。

五臓の「肝」の働きをよくする

慢性的に、かゆい湿疹《しっしん》や斑疹《はんしん》が出たり消えたりする症状がみられます。

この症状は、多くの場合、**体のなかの老廃物を処理する作用のある「肝」の働きを高めると改善されます。**

患部は皮膚ですし、慢性化してなおりにくいアレルギー症状ですから、この疾患の本質は、中医学的にはアトピーと同じように「肺腎両虚」であると考えられます。

一般に、肝臓という内臓は、病気が発生していても自覚症状が少ない「サイレントな（沈黙の）内臓」であるとされています。そのために肝臓の異常は、自覚症状ではなくおもに血液検査によってみつかることが多いのです。

ところが、血液検査で肝臓の異常が認められたということは、もうすでに肝細胞が現在進行形で破壊されていることを意味します。火事にたとえるならば、まさに火の手があがっている状態なのです。逆にいえば、火の手があがる前はなかなか発見されないということなのです。

中医学の「肝」は、現代医学でいう肝臓とはかならずしも同じには考えられませんが、「肝、胆」についてはかなり共通した部分も、その働きのなかに見出すことができます。

中医学では、「肝」の働きは「蔵血《ぞうけつ》と疏泄《そせつ》」とされています。これは、血液を貯蔵し、その血液を浄化し、解毒をおこない、そのきれいで栄養豊かな血液によって体中の生理機能を順調に運ぶこと——と考えられています。

胆は、胆汁をたくわえ、体内を浄化する作用が考えられています。中医学の「肝、胆」は、現代の医学でいうところの肝臓、胆のうにかなり近いと考えてよいでしょう。違いは、中医学はこのような機能によって、「肝、胆」は精神神経系、自律神経系の働きを支えている点を重視していること。さらに、筋肉や腱、爪とのつながり、目とのつながりをはっきり認識している点などでしょう。

中医学にとって、「肝」はけっしてサイレントな臓器ではありません。

たとえば、「肝」の働きが悪くなると、神経系が乱れやすくなります。そのため、気分的にいらつく、落ち込む、ヒステリックになる、寝つきが悪い、眠りが浅い、いやな夢をよく見る、のどに何かひっかかった感じがする、ため息をよくつく、体温調節が乱れて突然のぼせて汗ばむかと思うと体が寒くなる、食欲にむらがある、神経性の胃腸炎をおこしやすい、便秘と下痢を交互にくり返す、お腹にガスがたまる、などの症状が出ます。

女性では、月経前に情緒が乱れたり、乳房が張ったりし、月経の周期が不規則になります。そのほかにも、筋肉がこわばる、痙攣しやすくなる（こむらがえり、肩こり、指のひきつれなど）、爪がもろくなる、右の肋膜やその後の背中がこったり痛んだりする、右の肩が強くこる、目が疲れる、目がかすむ、視力が落ちる、ドライアイになる、涙目になる、目が充血する、白内障が進むなど、じつに多くの症状が、すべて「肝」から発せられていると考えられているのです。

心身が疲れてくると、こうした「肝」の症状は悪化しやすくなります。

「普通」になればいいのです

慢性のじんましんは、疲労と精神的なストレスが過剰に加わったときに起こりやすい、という傾向があります。そこで中医学では、「肝」の働きを改善することによって、症状を改善することにつとめます。

具体的には、逍遙散《しょうようさん》（突然のぼせる人には、加味《かみ》逍遙散）という処方を中心にして、さらに田七人参製剤《でんしちにんじん》（たとえば廣禅顆粒《こうぜんかりゅう》や朱雀《すざく》顆粒など）を併用することもあります。

このような方法は「肝」に対するものですが、体質的にはアレルギーであることが多いので、八仙丸《はっせんがん》を根本療剤としていっしょに用います。ただし、目の症状が強い場合には、八仙丸の仲間の処方である杞菊地黄丸《こぎくじおうがん》を用いる場合もあります。皮膚の症状に対する対症療法は、アトピーと同じように温清飲《うんせいいん》をおもに用います。

慢性じんましんも、漢方薬の服用をはじめたあと一時的な悪化をみることがありますが、アトピーや掌蹠膿疱症にくらべれば、たいていは軽くすみます。

治療に必要な時間は、数週間から二、三か月以内の人が多いのですが、まれに一、二年を要する人もいます。

中医学による治療は、どのような場合でも全身的な根本療法です。つまるところ、その人のどの内臓系が不調なのかをとらえ、その内臓系に不調を起こしている原因を断つことにあります。

かならず何か体に不足している（虚証）ものや、何か過剰のもの（実証）が見つかるはずです。不足のものがあれば、それを補い（補法《ほほう》）、過剰のものがあれば、それを除いて（瀉法《しゃほう》）、その人本来の「普通」の状態を取り戻すようにするのです。

「普通」になればよいのです。なにもそれ以上にする必要はないのです。つまり「普通はすばらしい！」ということなのです。

慢性じんましんに限らず、多くの皮膚病は普通になりさえすればよいのですから、誰でもなおる可能性が十分にあるのです。

第Ⅱ部

皮膚をみれば病気がわかる

Chapter 5

体の不調はすべて皮膚に出る

皮膚の不調から体の不調がわかる

皮膚の不調や軽めの皮膚病にも、五臓の不調や体質的素因が隠されていることがあります。

この章では、よくみられる皮膚の異常や症状をとりあげ、中医学から原因を解明し、根本から改善する方法を紹介します。

乾燥肌……血と水分が改善の要

肌の乾燥には、いくつかの原因が考えられます。中医学の視点でみると、次のような四つの原因があると考えられ、それぞれになおし方があります。

①貧血による乾燥肌

貧血は、中医学では「血虚《けっきょ》」といいます。血液検査で判定される貧血よりさらに広い症状で、立ちくらみがする、顔色が悪い、疲れやすい、爪が弱いなどの症状があれば、中医学では貧血、すなわち血虚とみなされます。血虚による乾燥肌は、血液の栄養状態が悪いために、皮膚が十分に滋養されずカサカサに乾燥するものです。

栄養が足りず皮膚がうすいため、洗剤負けして手湿疹ができたりします。

貧血状態なので全身的に疲れやすく、血色が悪く、口唇や舌の色が白っぽい、健忘症、不眠、冷え症などの症状をよくともないます。女性では、月経前後に頭痛が起きることもあります。

そのほか、動悸や息切れを起こしたり、立ちくらみ、爪が欠けやすい、爪が凸凹になる、髪が弱く枝毛や抜け毛が多いなどの症状がみられることもあります。

［なおし方］

増血することで改善します。鉄分の多い食事をとり、適度な運動をし、夜ふかしをしないことが大切です。漢方薬では、十全大補湯《じゅうぜんだいほとう》、帰脾湯《きひとう》、婦宝当帰膠《ふほうとうきこう》などを用います。

②血行不良による乾燥肌

血行障害（瘀血《おけつ》）による皮膚の乾燥です。「瘀血」とは、血行障害とそれにともなう痛みやしこりなどがある状態です。

精神的なストレスが長くつづいていたり、肉食過多、夜ふかし、タバコ、多量の飲酒、冷え、運動不足など生活習慣が原因となって、血行不良や血液のとどこおりが起きています。

このため、皮膚に十分な栄養が届けられず、老廃物も停滞しがちなので、肌が荒れてカサカサになってきます。

肌の色はくすんでつやがなく、目のまわりや口唇、舌などが黒ずみます。あるいは、舌にチョコレート色の斑点があらわれます。

また、細い毛細血管がクモの巣のように皮膚の表面にあらわれます。女性では月経不順、月経痛、子宮筋腫、子宮内膜症、不正出血、不妊症、ＰＭＳ（月経前症候群）などの障害をともなうことがしばしばです。

［なおし方］

まず食生活を改善します。血行をよくするネギの仲間の野菜、緑黄色野菜を多くとり、肉食は少なめにし、イワシ、アジ、サンマ、サバ、カツオ、マグロなど背中の青い魚をよくとります。

生活面では散歩するなどして体を動かします。タバコと夜ふかしは最悪の習慣ですからやめること。精神面ではあまり怒らぬこと。ストレスの発散を工夫しましょう。

漢方薬では、冠元顆粒《かんげんかりゅう》、血府逐瘀湯《けっぷちくおとう》、桂枝茯苓丸《けいしぶくりょうがん》、桃核承気湯《とうかくじょうきとう》、折衝飲《せっしょういん》、芎《きゅう》帰《き》調血飲第一加減《ちょうけついんだいいちかげん》などのなかから、体に合ったものを選んで長期間服用します。

③水分不足による乾燥肌

中医学では、老化や衰弱によって体の水分が不足していることを「陰虚《いんきょ》」といいます。体内の水分の減少によって、皮膚が乾燥している状態です。

老化すると誰でも皮膚が乾燥しがちになりますが、比較的若い人にあらわれるのは、体質によるものと、心身の過労によるものがあります。

手や足がほてる、のぼせやすい、頬に赤みがある、口唇や舌の色の赤味が強い、口の中は乾燥するが一度に多くの水は飲めない、午後になると体が熱っぽくなる、微熱が出るなどの症状がみられます。老若男女を問わず五臓のうちの「腎」が弱まった「腎陰虚《じんいんきょ》」といわれる状態です。

［なおし方］

五臓の「腎」を強めて、体にうるおいを取りもどすことです。腎を強化する食べものは、黒いものやヌルヌルと粘りのあるものがよいといわれます。黒豆、玄米、シイタケ、コブ、ヒジキ、ヤマイモ、納豆、イカ、タコなどをとります。また、野菜や体の熱を冷ます果物などもしっかりとります。

漢方薬では、六味地黄丸《ろくみじおうがん》の仲間の処方が適しています。視力のおとろえや目の疲れ、白内障など目の障害のある人は、杞菊地黄丸《こぎくじおうがん》、のどを腫らしやすくアレルギー体質がある人には八仙丸《はっせんがん》（麦味地黄丸《ばくみじおうがん》）、動悸がして眠りにくい人には天王補心丹《てんのうほしんたん》、のぼせが強く口唇や舌の色が異常に赤い人には知柏地黄丸《ちばくじおうがん》などがよいでしょう。

④老化の冷えによる乾燥肌

老人にみられる乾燥肌は、冷えと乾燥がひどくなるケースがあります。「腎陽虚《じんようきょ》」にあてはまるもので、腎がおとろえて体のエネルギーを生産する力が弱いために冷えて、さらに老化による体の乾燥が加わったものです。

おもに背中、足のスネ、腕の皮膚が乾いて、かゆみが強くなります。

［なおし方］

五臓の「腎」を強めて、体にうるおいを与えるようにします。前項の水分不足による乾燥肌と同じようにしますが、ただ体の熱をさますのではなく、体やとくに手足などを温めるようにします。

漢方薬では、八味地黄丸《はちみじおうがん》（金匱腎気丸《きんきじんきがん》）と当帰飲子《とうきいんし》を併用し、肌にはベビーオイルや肌に合ったアロマオイル、ヒアルロン酸の入った軟膏を選んでうるおいを与えるのもよいでしょう。

脂性肌、ニキビ……脂肪や水分が余剰状態

脂性の肌は、皮脂の分泌が過剰でべたつくものです。とくに顔面のTゾーンなどに脂肪が浮く人がいます。また、ニキビなどもできやすい傾向があります。

中医学では、脂肪の蓄積を一種の水分代謝異常としてとらえられることがあります。

中医学では「肥人に脾虚《ひきょ》多し」といわれます。じつは、肥満者のなかには消化器系の弱い人が少なくないのです。胃腸の働きが悪いために、胃腸に水分がたまり、ぽちゃっとした水ぶとりになりやすいというわけです。このようなタイプで脂性の人は、胃腸を強化すると身が引き締まってきます。

［なおし方］

甘味のものや油っこい食事や過食を避け、散歩をしっかりすること。洗顔をしっかりして清潔にすることなどが大切です。

漢方薬では、水肥りで肌の弱い人の場合には防已黄耆湯《ぼういおうぎとう》を用います。筋肉質の固肥りの人には防風通聖散《ぼうふうつうしょうさん》か大柴胡湯《だいさいことう》を用いて排便をうながします。ニキビには顔面の炎症をしずめる清上防風湯《せいじょうぼうふうとう》がよいことが多いのですが、全身の症状を点検して処方を選ぶようにします。

じんましん……アレルギーあるいは血液の汚れ

急性のじんましんは、食べ物アレルギーで起こることが多いのですが、その他、下着などとの接触によるもの、運動によって起こるもの、温度差によるものなどがあります。いずれも、過敏な体質が原因になっていると思われます。また、肝臓の働きの異常とみられる場合もあります。じんましんの出はじめは、白く盛りあがることが多く、だんだんと赤味を帯びてきます。

［なおし方］

中医学的には、血熱証《けつねつしょう》（血に熱をもった状態で赤く腫れる）とみられるために、炎症の熱をさます温清飲《うんせいいん》が用いられ、しばしばよい効果をあげます。慢性化してくり返すような場合には、みずからの副腎の機能を高めると考えられる八仙丸《はっせんがん》を併用します。肉食によって中毒を起こしているような場合には、利胆《りたん》作用と瀉下《しゃか》作用のある茵蔯蒿湯《いんちんこうとう》を用いて、排便をうながします。

肝臓の不調が原因となっている場合は、血液検査によって異常値が認められている場合はもちろん、データは正常でも疲れやすく、右の脇腹や右の背中に痛みや違和感があり、気分がいらつきやすいといった自覚症状がある場合、中医学では「肝病」ととらえます。田七人参《でんしちにんじん》や癀禅《こうぜん》顆粒《かりゅう》に温清飲を併用すると効果的です。

シワ ……老化による体内水分減少

シワは老化のあらわれと考えられます。加齢とともに体に含まれる水分が減少するために、シワが発生します。シワは顔や手に目立ちますが、舌の表面の亀裂もシワの一種です。

加齢が進むと、舌面に亀裂があらわれます。さらに唾液も少なくなりがちで、口の中の乾燥感や舌の痛みを起こすこともあります。

［なおし方］

シワをできるだけ防ぐためには、体のうるおいを保つことが大切です。また、やせ気味の人もシワが目立ちやすいので、胃腸の働きをよくして、体重があまり減らないように心がけましょう。

体の中の水分のコントロールは、おもに五臓の「腎」がおこなっています。「腎」を強化するには、三十代から「補腎《ほじん》」を心がけることをおすすめします。

補腎剤は体の熱感の状態によって選びます。冷え症の人は、八味地黄丸《はちみじおうがん》や至宝三《しほうさん》鞭丸《べんがん》、参茸《さんじょう》補血丸《ほけつがん》、海馬補腎丸《かいまほじんがん》など体を温める成分を含んだ製剤を用いるとよいでしょう。あまり冷えを感じない人は、参馬補腎丸《じんばほじんがん》や六味地黄丸の仲間の処方などのなかから専門家と相談して選ぶとよいでしょう。のぼせ感や手足のほてりを感じる人は知柏地黄丸などを用います。
これらの補腎剤は、老化防止におおいに役立ちます。

シミ（肝斑）……老化と肝の不調

シミの多くは老化によるものです。ただし、漢字で「肝斑《かんぱん》」と書くように、肝の不調によるケースも考えられます。

［なおし方］

シワの場合と同じように「補腎」をおこなうとともに、五臓の「肝」を助け、さらに血行をよくするという総合作戦がよいでしょう。

「肝」を補強するためには田七人参《でんしちにんじん》がよく、また、情緒が不安定であったり、睡眠が浅く疲れやすい人の場合には逍遙丸《しょうようがん》の類を用います。血行改善には冠元顆粒《かんげんかりゅう》や血府逐瘀丸《けっぷちくおがん》を併用します。老化をできるだけ防ぐには、杞菊地黄丸《こぎくじおうがん》がよいでしょう。

ビタミンCの入った化粧水（リスブラン化粧品のタシュノンなど）もおすすめします。

くすみ……血行不良による老廃物の停滞

肌に透明感がなくなりくすみが感じられたり、目の下のクマが濃くなったり、口唇の色が黒ずんだ状態です。舌の色も紫色がかり、紫色の点々や斑点が舌の表面にあらわれていることもあります。

このようなときは瘀血が発生しています。体に血行障害とそれにともなう痛みやしこりなどがある状態です。

［なおし方］

女性の場合には、婦宝当帰膠《ふほうとうきこう》などを用いて増血することによって血行を改善すると、くすみがとれてきます。卵巣や子宮を保護する作用もあり、冷え症の人にはとくに効果があります。

ステロイド皮膚症によるくすみは、漢方薬による治療が進むにつれてうすくなってきます。

左肩から左首筋、左腕が強くこり、胸の中央部や左胸、胃のあたり、下の奥歯のあたりなどに、絞めつけられるような痛みや、圧迫感を感じる人は「心血瘀阻《しんけつおそ》」という、心臓部の血瘀が疑われます。早めに冠元顆粒などの血行改善剤を服用して予防につとめましょう。

ヘルペス（帯状疱疹）

……体力低下を狙って暴れるウイルス性皮膚炎

ヘルペスは、日和見感染といわれるように、ウイルスが寄生している宿主（人体）につねにひそみ、抵抗力が低下したときに暴れ出すものです。

帯状疱疹のウイルスは、水ぼうそうのウイルスで、子どものときにかかった水ぼうそうのウイルスが神経節に潜んでいて、宿主の力が弱ったときに、ふたたび活動を起こし、強い痛みのある水疱が神経に沿って帯状に発生します。

［なおし方］

疱疹の初期では、表面にはなんの異常もないのに、ムズがゆいような痛みを感じることがよくあります。このような症状を感じたときには、感冒の初期に用いられる銀翹散《ぎんぎょうさん》のような生薬製剤を用います。

早めに対処しないとよい効果が得られません。抗ウイルス剤が有効なこともあるので、皮膚科に受診されるのがよいでしょう。

中医学で使われる皮膚外用薬

中医学の皮膚治療は、体の内側からなおすことが基本であるために、外用薬（軟膏やクリーム、ローション）は補助的に用い、おもにただれたり荒れたり、乾燥したりした皮膚の保護が目的です。しかし、全身におよぶ症状に悩まされる人も少なくなく、入浴剤や湿布剤の研究を進める必要があります。

外用軟膏

神仙太乙膏《しんせんたいいつこう》……炎症をしずめる作用があり、軟度のアトピー性皮膚炎に効果があります。

しかし、かえって悪化を招くこともあるので、はじめは極小部分に塗ってようすをみてください。

中黄膏《ちゅうおうこう》（ベルクミン軟膏）……黄柏《おうばく》という炎症の熱をさます生薬が主薬になっています。やはり、はじめはごく一部分に塗ってようすをみてから用いてください。

紫雲膏《しうんこう》……紫根《しこん》と当帰《とうき》という生薬が主薬で、破損した皮膚の修復をする作用にすぐれています。そのため、火傷や床ずれ、あかぎれ、肌荒れに用います。

化粧品類

リスブラン化粧品のノンEクリーム、ノンEローション、アリメントクリームなどが、皮膚の保護によい効果があります。しかし、人によっては、過敏症を起こすこともあるので、はじめはごく一部分に用いて、ようすをみて安全を確かめてから用いてください。専門の美容師、薬剤師に相談されることをおすすめいたします。

Chapter 6
「五臓チェック」で内臓の健康状態を知る

「五臓理論」で体のしくみを知る

「皮膚は内臓の鏡」という言葉にあるとおり、中医学では五臓の状態が顔色や皮膚にあらわれると考えています。この章では、古代から受け継がれた「五臓六腑」の知恵をご紹介して、現代とは異なった角度から内臓を見直してみたいと思います。

中医学の内臓論は、解剖学的ではないかわりに、生きた内臓を知ることができる理論ともいえます。この「五臓六腑」の知恵を背景にして、皮膚を含めすべての治療がおこなわれます。

「五臓」は、肝・心・脾・肺・腎の五つで、「六腑」は胆・小腸・胃・大腸・膀胱と三焦の六つです。臓と腑は、肝―胆、心―小腸、脾―胃、肺―大腸、腎―膀胱というように一対となって作用しています。

一つあまるのが三焦ですが、三焦腑は体の水分のめぐりを調節する作用そのものを指します。

人体を上から下に三つに分けてとらえると、五臓のおおよその位置がわかります。これを「三焦」といい、体の上部、横隔膜の上が「上焦」、横隔膜からおへそのラインまでが「中焦」、おへそから下が「下焦」です（図参照）。

上焦には、「心」と「肺」がありますが、中医学では、心臓は心《こころ》が宿る内臓ととらえているために、脳の働きもここに含めます。

中焦には、飲食物を消化し、栄養を吸収する作用のある「脾」と「胃」があります。肝は、解剖学的には右の脇腹の季肋（いちばん下にある肋骨）の上にあり、すこし左にはみだしていますが、作用としては中焦の脾・胃を抑制（相克関係）し、下焦の腎に養われて（相生関係）いるので、あえて図の外側にはずして描きました。

人体の三焦区分と内臓

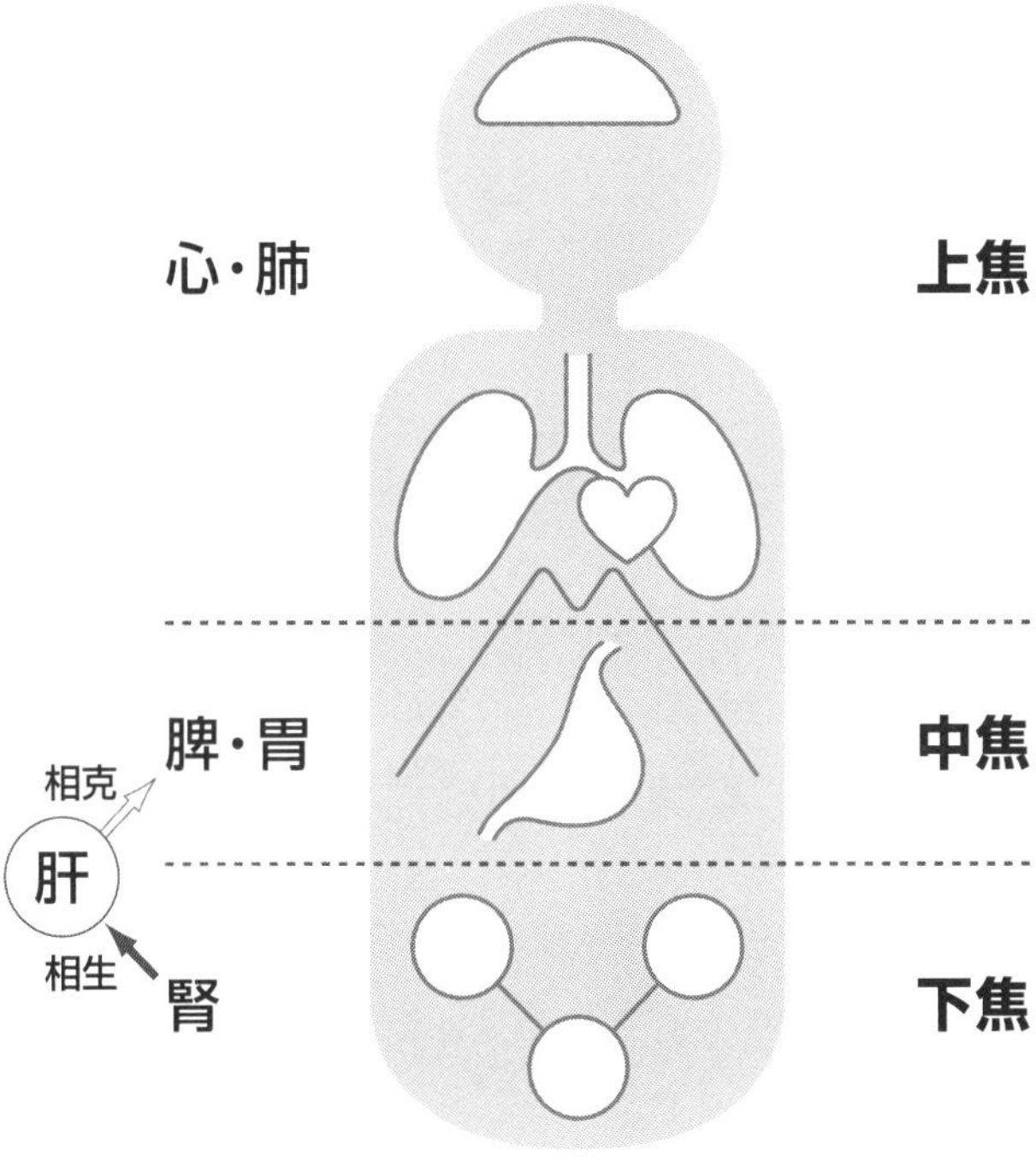

肝は、中焦の脾・胃を抑制し、下焦の腎によって助けられている。

上焦 ＝心・肺（循環器・呼吸器系）
中焦 ＝脾・胃（消化器系）
下焦 ＝腎（泌尿器・生殖器系）

おへそから下の下焦には「腎」があり、その働きは、子孫を残す生殖の作用と、尿をつくり排泄する作用です。ですから、中医学の腎は西洋医学とはちがって、たんに腎臓を意味するのではなく、生殖に関する内臓でもあるのです。このため、「腎虚《じんきょ》」というのは、ＥＤや不妊の意味をもつのです。

五臓が健全であれば、三焦はよく作用し、五臓のいずれかが不調であれば、働きが悪くなるというしくみになっています。つまり、五臓が健全ならば三焦は正しく働くので、漢方薬による治療では、三焦腑をのぞいた「五臓五腑」でおこなわれるのが一般的です。

このようなわけで、ここでは「五臓五腑」をとりあげます。

ところで、五臓五腑は、臓腑名だけを読むと、今日の西洋医学の内臓と同一のようにみえます。しかし、中医学でいう内臓と現代医学の内臓は、名称は同じでも働きはかならずしも同じではありません。共通する部分もありますが、異なる部分もあります。

どうして、このように紛らわしい事態になっているかというと、これは江戸期の『解体新書』に原因があるのではないかと思われます。

『解体新書』（一七七四年）は杉田玄白《げんぱく》、前野良沢《りょうたく》、中川淳庵《じゅんあん》、桂川甫周《ほしゅう》らによって著されました。この本はオランダ語で書かれた（原書はドイツ語）解剖図の翻訳本ですが、オランダ語を日本語に翻訳するときに、臓器の名の一部を、中医学の五臓五腑の名称から借用したのです。

しかし、中医学でいう五臓五腑は、西洋医学のように厳密な解剖学的見地に立ったものではないのです。

たとえば「肝」ですが、西洋医学では肝臓という臓器をメスで切り取ってくることができます。一方、中医学の「肝」は、生体のなかでおこなわれる、血液を浄化したり、栄養を与える機能そのものを意味します。生きている人間の中にあるもので、四方八方とつながっているためにメスで取り出せるものではないとでもいえばよいのでしょうか。

西洋医学の「肝臓病」は、おもに血液検査によって肝細胞の破壊が確かめられることで認識されます。中医学では、そのような方法ではなく「症状」から判断されます。肝臓は血液を浄化し、血液に栄養を与えるという働きがあります。その働きが低下すると「目が疲れやすく、いらつき、睡眠が浅く、筋肉が強ばり、爪が欠けやすい」といった一連の症状が出てきます。中医学では、これらは「肝の病」と認識するのです。

五臓五腑は、主従関係にあります。五臓が主人で、五腑が従者の関係です。そこで本書では五臓「肝・心・脾・肺・腎」を中心にそれぞれの働きと処方をお伝えしましょう。

五臓の健康状態を知るチェックテスト

五臓が健全に働いていれば、全身は健康状態が保たれます。

あなたの五臓の長所と短所をチェックしてみましょう。チェック数が少なければ、それだけ健康な状態です。チェックが多く付いたものは、弱い「臓」です。その強化をすることが、あなたの体質改善の基本となります。チェック以降に、五臓それぞれの機能と処方についてくわしく説明します。

五臓チェック① 肝のチェックポイント

- □ 目が疲れやすく、目の症状が多い
- □ いらいらして怒りやすい、ため息をよくつく
- □ 肩こりやこむらがえりなど筋肉がこわばる
- □ 寝つきが悪くいやな夢が多く、睡眠が浅い
- □ 疲れやすく、疲れがとれにくい
- □ 脇腹や上腹部のあたりが脹ったり痛んだりする
- □ 顔色に青味がある
- □ 気分や食欲にむらがあり下痢と便秘をくり返す
- □ じんましんや原因不明の湿疹が出やすい
- □ 瘀血が発生しやすい
- □ PMS（月経前症候群）や月経不順、月経痛がある

五臓チェック② 心のチェックポイント

- □ 動悸や息切れを起こしやすい
- □ 胸の中央部や左胸部に痛みや圧迫感がある
- □ 左の肩甲骨の内側上部が強くこる
- □ 舌に紫色の斑点があるか、舌全体が暗赤色
- □ 顔色に赤味が目立つ（赤ら顔）
- □ 不安感があり、不眠や多夢となる
- □ 物忘れしやすく記憶力が悪い
- □ ロレツがまわりにくい
- □ 足がむくむ
- □ 少しの運動で汗が漏れやすい

五臓チェック③ 脾のチェックポイント

- □ 食欲がない、食物の味がわかりにくい
- □ 食べたものの消化吸収が悪い
- □ 胃がもたれたり痛んだりする
- □ 吐気がある
- □ 下痢をしやすい
- □ 内臓が下垂しやすい（胃下垂、遊走腎など）
- □ 顔色や肌、手のひらの色が黄色っぽい
- □ やせているか、いわゆる水ぶとり
- □ 手足に力がなくだるい
- □ 皮下出血（アザ）ができやすい
- □ 女性では月経出血が異常に多かったり、だらだらと長びく

五臓チェック④ 肺のチェックポイント

□ 咳や痰が出やすい

□ 気管支喘息など慢性の呼吸器病がある

□ 鼻の不調がある（蓄膿症、鼻アレルギー）

□ 呼吸がしにくく、声が出しにくい

□ カゼをひきやすく、のどが痛む

□ 嗅覚がないか、にぶい

□ 皮膚の色が白い

□ 皮膚の炎症を起こしやすい

□ 背中にうぶ毛が多い

□ 便秘しやすい

五臓チェック⑤ 腎のチェックポイント

- □ 足や腰にだるさや痛みがある
- □ 尿の出が悪く、夜間尿が多い
- □ 生殖機能のおとろえ（ED、不妊、閉経など）
- □ 物忘れしやすい
- □ 皮膚が黒ずむ、目の下にクマがある
- □ 骨や歯のおとろえ（骨そしょう、虫歯、歯周病）
- □ 免疫の異常（病気にかかりやすくなおりにくい、アレルギー、自己免疫疾患）
- □ 貧血がある（老人性貧血など）
- □ 皮膚や口の中が乾燥する（体液や唾液の不足）
- □ 年齢不相応の白髪、脱毛が多い
- □ 冷えが強かったり、逆に手足がほてったり午後に微熱が出る

五臓の機能と漢方処方

肝

……新陳代謝をつかさどる血液の貯蔵庫

肝の重要な働きは、血液の貯蔵と新陳代謝（疏泄《そせつ》）です。「肝」は血液の貯蔵庫です。体を動かすとき、血液は「肝」から外に出ていき、全身の組織や器官に栄養と酸素を与えて、老廃物を運び去ります。体を休めるとき、血は肝に戻っていきます。戻った血液は、体中から集めた老廃物を含みます。肝はその老廃物を処理して、血液に栄養を与えて、次の活動にそなえます。

人が体を休めるのは夜の時間帯ですから、夜の寝ている時間帯がもっとも重要な血液のリフレッシュタイムとなります。

ところが、最近は夜ふかしをして睡眠時間を削る人が多いので、このような生活をしている人は血液のゴミが処理されずに残り、栄養分の少ない汚れた血液で日々を過ごすことになります。汚れた血液が体中をめぐるのですから、よい影響があるはずはありません。

その影響は、血液を多く必要とする感覚器官である「目」に顕著に出てきます。目が疲れる、目がかすむ、ぼやける、目が痛む、目が乾く、あるいは涙目となる、充血する、視力が低下する、白内障が進むなどの症状があらわれます。

次には、筋肉と、その一部である爪に症状が出てきます。筋肉がこわばる、肩こり、首のこり、こむらがえり、手のふるえ、指のひきつれ、目のふちや頬がピクピクけいれんする、爪がうすく欠けやすくなる、凸凹ができる、にごるなどの症状があります。

さらに、精神面にも支障があらわれます。イライラして怒りやすい、カッとなりやすい、そわそわして落ち着かない、落ち込む、ゆううつになる、ため息をつく、寝つきが悪い、いやな夢をみる、眠りが浅いなどの状態になります。

これらの全身症状は、栄養のある血液が不足することで起こるのです。

女性の場合、月経前症候群（ＰＭＳ）といわれる月経前の不調が起こることもあります。体調不良になったり、月経が近づくとヒステリックになる、悲しくなって泣きたくなる、不安になるなど精神的な不安定におちいります。また、月経の周期が不定期で月経痛が強いなどの症状もあらわれます。

肝の不調が起こすトラブルは、五臓理論で肝と相克《そうこく》（抑制）関係にある脾（消化器系）にまでおよびます。神経性の胃腸炎などは、肝のトラブルが影響しています。また、胃痛、食欲不振、あるいは、異常な亢進、胃・十二指腸潰瘍、過敏腸症候群、下痢と便秘のくり返しなどが起こりやすくなります。

肝がよくないと、顔色は青い感じになる傾向があり、静脈も目立つようになります。

血液検査で肝臓の数値が正常でも、ここにあげたような症状がある場合には、中医学的には立派な「肝の病」であるとして、治療の対象にします。

［肝に効く処方］

目の症状がいちじるしい人には、肝の栄養剤である枸杞《くこ》の実と菊の花の加わった杞菊地黄丸がよいでしょう。目の疲れをとり、目にうるおいを与えます。肝を補う腎にも効く処方で、デスクワークなどで目の疲れを感じている人に効果的なため、中国では「飲む目薬」として有名な処方です。

筋肉のこわばりやこり症状のある人には、肝の働きを強めながら、増血して、血行改善をはかります。大豆やその製品や魚など良質のたんぱく質をとり、逍遙散《しょうようさん》や田七製剤などで肝の働きを補い、冠元顆粒のような血行改善剤とともに服用すると、筋肉の硬直やけいれんはじょじょに改善します。貧血や血虚がある場合は、十全大補湯《じゅうぜんだいほとう》を併用するといっそう効果的です。

情緒が不安定になったり、ＰＭＳや月経異常が起こっている場合には、逍遙散や抑肝散《よくかんさん》などで肝の働きを改善するとともに、やはり血行改善をうながすようにします。血行改善には芎帰調血飲第一加減《きゅうきちょうけついんだいいちかげん》、血府逐瘀湯《けっぷちくおとう》、冠元顆粒《かんげんかりゅう》、桂枝茯苓丸《けいしぶくりょうがん》など多くの処方があるので、そのなかから専門家と相談して体に合った処方を選ぶようにします。

さらに、月経前になると悲しくなって涙が出るようなときには、甘味のものも有効です。とくに甘麦大棗湯《かんばくだいそうとう》という処方がよく効きます。甘草《かんぞう》、小麦《しょうばく》、大棗《だいそう》（ナツメ）からなる甘くておいしいジュースのような漢方薬です。更年期の女性にみられる、突然のぼせて汗ばむかと思うと、今度は寒くなるような症状は、加味逍遙散《かみしょうようさん》を用います。

強い精神的なストレスのために胃腸障害を起こしている場合、胃が痛むときには開気丸《かいきがん》を用います。この処方は肝の働きを改善して、胃の緊張をやわらげます。

下痢と便秘をくり返すような場合は、逍遙散《しょうようさん》を用い、強いストレスで急に腹痛が起こり下痢をするときには、痛瀉要方《つうしゃようほう》という速効性のある処方があります。

精神的なストレスが強いと、しばしば皮膚の症状が悪化します。このような場合には「肝」を守ることが大切です。

心 ……血流と精神をつかさどる

中医学の心臓は「こころ」の宿る内臓です。血液を送り出すポンプとしての働きだけなら、それこそポンプ臓とでもいえばよいのであって、心臓などという立派な名前はいらないではありませんか。

驚いたり、緊張したりすると心臓がドキドキとするように、人の心《こころ》の働きは、おおむね大脳の働きに一致していると考えられます。

そこで、中医学でいう心臓には「大脳の働き」と「循環器の働き」の両面があるとされています。

思考、記憶、認識、判断、睡眠－覚醒などの働きを「神志《しんし》」、または「神明《しんめい》」といいます。

ポンプとしての働きは「血脈《けつみゃく》」といいます。両方を合わせて、中医学では、心は「神志と血脈をつかさどる」と定義しています。

「心」に障害が起こると、精神活動の面と、循環器としての働きの面との両方に異常が発生します。

思考力や記憶力の低下、不安感、不眠など「神志」の異常と、血行障害、血栓症、心臓病（おもに狭心症、心筋梗塞、動悸や不整脈）、脳卒中など「血脈」の異常です。

実際に、狭心症や心筋梗塞が起こると、不安感や不眠という精神面の不調が起こり、心臓病がなおってくると、不安感や不眠も解消されてきます。

心臓に不調があると、顔色は赤く、いわゆる赤ら顔となる傾向があり、少しの運動で汗をかきやすくなります。また、息切れしやすくなります。

心の病のうち、血脈の障害は、血行不良と血栓症で、中医学的には「血瘀《けつお》」に属しており、狭心症、心筋梗塞、脳卒中などは「心血瘀阻《しんけつおそ》」といわれます。

心血瘀阻の症状としては、おもに左肩、左肩甲骨の背骨側の上角あたり、左首すじ、左耳の後から左目の奥にかけて強いこりを感じます。ときには、左腕から手指にかけて痛みが放散し、左胸や、胸骨中央、左乳房のまわり、のどもとから下の奥歯のあたり、あるいは胃の上のあたりに締めつけられるような、圧迫されるような痛みを感じます。たとえ心電図に異常がなくても、このような症状があるときには、中医学的には「心の病」として対処し、危険を避け、大事に至らないように予防につとめます。

胸の痛みはひじょうに強く持続するものから、ときどき思い出したように起こるものまでまちまちですが、強くて持続する場合は直ちに病院に行かなくてはなりません。

「心に効く処方」

心血《しんけつ》瘀《お》阻《そ》の治療には、中国では生薬製剤の冠心《かんしん》Ⅱ《に》号方《ごうほう》が用いられ、緊急の場合には、点滴用の冠心Ⅱ号方も用意されています。合成医薬品のような副作用がないばかりでなく、安全でひじょうに効果が高い薬剤と認められています。

わが国では、冠心Ⅱ号方に近い冠元顆粒《かんげんかりゅう》が販売されています。冠心Ⅱ号方よりマイルドな処方で、おもに心血瘀阻の予防に用いられています。舌や口唇の色が紫色っぽい場合や、舌に紫色の点々や斑点がある人などは心血瘀阻になりやすいので、早めに予防に取り組んでください。

不整脈のある場合には、炙甘草湯《しゃかんぞうとう》がよく効きます。しかし、背景には「心血瘀阻」があるので、血行改善をおこなうことが大切です。

心病のうち、神志に関係するものは、不安感、健忘、不眠などです。

不安感は、前述の心血瘀阻にともなうこともありますが、不眠症にともなうこともあります。

若い人の不眠症には、酸棗仁湯《さんそうにんとう》という処方が効果的で、比較的高齢の人には、天王補心丹《てんのうほしんたん》が効きます。また、貧血っぽい人には帰脾湯《きひとう》などが用いられます。これらの処方の対象となる人は疲れやすく、疲れるとかえって眠れないなどという自覚症状がよく聞かれます。

一方、疲れ感はなく、気持ちがいきり立って眠れない場合には、柴胡加竜骨牡蛎湯《さいこかりゅうこつぼれいとう》がよいでしょう。

これらの漢方薬は一種の脳の栄養剤ですので、朝から服用します。いわゆる眠り薬ではないので、昼間は眠くならず、頭ははっきりしており、夜になってあたりが暗くなると眠くなります。習慣性はまったくなく安全です。

例外的に、母親が酸棗仁湯《さんそうにんとう》を飲んだときに、そのお乳を飲んだ赤ちゃんが一日中眠ってしまったという例が、私の経験では一例だけありました。

健忘、痴呆については、加齢による面が多く、遺伝的な要素も考えられます。これは、心の働きとも関係しますが、五臓の「腎」が加齢や脳髄の働きと深くつながっているので、そちらの項でとりあげます。

脾……食べ物の栄養を取り出し運搬する

中医学でいう脾は、西洋医学の胃腸の働きとほぼ一致しています。

胃は飲食物を受け止め、消化吸収をある程度おこなったあと、消化物を小腸に送り、小腸で清濁《せいだく》（栄養素とカス）に分けられます。清（栄養素）を脾で吸収して、肺に送り、肺と心と腎の働きでもって、生命エネルギーと血液ができると考えられています。

胃の働きが悪いと、胃が熱をもち興奮して、かえって食欲が異常亢進することがあります。

胃は、飲食物を下方に向かって降ろしていく働きがありますが、この働きが逆行すると、胃のつかえ感、胃もたれ、ゲップ、悪心嘔吐《おしんおうと》などの症状を起こします。

脾は、小腸から送られてきた栄養物を上方に運搬するので、その作用の方向は、下から上に向かってもち上げるように働きます。この作用が逆行すると、栄養分は下痢となって体の外に漏れ出してしまいます。それにつれて内臓は下がり、胃下垂や遊走腎、脱腸、脱肛、子宮下垂などを起こし、筋肉は力がなくなり、手足が異常にだるくなります。

胃腸の弱い人は、顔や体の皮膚が黄色っぽくなる傾向があります。女性では流産をくり返す人もいます。

［脾に効く処方］

内臓下垂があるときには補中益気湯《ほちゅうえっきとう》がよく、そのほかの脾の虚弱には、香砂六《こうしゃりっ》君子湯《くんしとう》をおもに用います。冷えと下痢をなおす場合は、人参湯や呉茱萸湯《ごしゅゆうとう》、早朝の下痢には、真武湯《しんぶとう》などを用います。

胃が熱をもつと口の中が乾燥しますが、口臭が強く、舌が赤いときには胃の「実熱」といわれる状態です。胸やけをともなったり、歯肉が炎症を起こして出血したり、舌の先端が痛んだりします。口の中が苦く感じられることもあります。冷たい水を飲みたがります。

胃の熱を冷ますためには、黄連解毒湯《おうれんげどくとう》が用いられますが、便秘をしているときには、三黄瀉心湯《さんおうしゃしんとう》を用います。熱の勢いがやや軽いときは、白虎加人参湯《びゃっこかにんじんとう》がよいこともあります。

口の中が乾燥しているものの、多くの水は受けつけず、口をうるおすだけでよいというような場合は、胃の「虚熱《きょねつ》」の状態です。あまり強く冷やさないよう注意して、胃をうるおして、力をつけるようにします。これには、麦門冬湯《ばくもんどうとう》がよく用いられます。この処方は呼吸器系の気道が乾燥して、のどがイガイガして咳込み、咳が出はじめると止まりにくい、体が温まると咳込む、痰は少ないが切れにくい、痰が出切るまで咳が出るというようなときにも用います。

このような咳は、肺の「陰虚《いんきょ》」（水分不足）によるもので、症状が激しいときには潤肺糖漿《じゅんぱいとうしょう》（養陰清肺湯シロップ）を併用します。

肺……呼吸で体液を巡らせ、体を外界から守る

肺は、空気の出入りする器官すべてをふくんでおり、鼻、のど、気管、気管支、細気管支、肺臓、肺胞、そして、皮膚と毛孔《けあな》までがその領域です。

酸素を多く含んだ空気（清気）を吸い込み、炭酸ガスを多く含んだ空気を体外に排出するガス交換をおこなう内臓で、皮膚と毛孔をふくんでいる点が注目されます。

肺は清気を取り入れることによって、体中を清浄にします。さらに、その空気を吸い込むことによって、外から中へ、上から下へと体液や排泄物が移動する生理機能を助けています。これを粛降《しゅくこう》作用といいます。

また、空気を外に吐き出す作用によって、皮膚から汗を出して体内の老廃物を排泄し、体液や体温の調節をおこなっています。これを宣発《せんぱつ》作用といいます。

こうした呼吸作用によって、体の中の水分はよくめぐるようになるので、中医学

では肺は「水道を通調する」（水のめぐりをよくする）といわれます。

中医学の「肺は皮毛をつかさどる」でいう皮毛とは、体の表面をおおう皮膚、毛孔、汗腺、うぶ毛などのことです。皮毛は肺の宣発作用によって、外部から侵入してくる異物に対して防衛線を張り（衛気《えき》の作用）、また、津液《しんえき》（体液）によってうるおっています。

この肺の防衛力が弱いと、異物の侵入がたやすくなるため、感染症にかかりやすくなり、あるいは皮膚のかゆみなどを起こしやすくなります。肺の弱い人は、肌が色白の傾向があります。

肺の働きを強めるためには、空気のきれいな早朝に起きて、散歩したり、できれば少し走ったりしてよい空気を呼吸することです。朝の体操や乾布マッサージや冷水摩擦もよいでしょう。

［肺に効く処方］
漢方薬では、肺とともに胃腸も弱い場合には補中益気湯《ほちゅうえっきとう》がよく、汗かきで肥り気味の人には体内の余分な水分を排泄して、肌を引き締める作用のある防已黄耆湯《ぼういおうぎとう》

を用います。肌が弱く、汗をよくかき、カゼをひきやすい人には玉屏風散《ぎょくびょうふさん》を用いて、毛孔の締まりをよくするようにします。

肺は排泄の生理機能と関係がありますが、高齢になると大腸の腸管が乾燥するために、便秘になることがあります。麻子仁丸《ましにんがん》という処方は、この腸管をうるおして便通をうながす作用があります。麻子仁は麻の実ですが、植物油で便を滑らせてくれるので腹痛を起こすことが少なく、習慣性も低くマイルドな薬です。

女性の慢性便秘は、体中の筋肉の力が弱いことが多くの場合みとめられ、やはり麻子仁丸が効果的です。体力が十分にあるガッチリした体型の人には、大柴胡湯《だいさいことう》や防風通聖散《ぼうふうつうしょうさん》がよく、瘀血《おけつ》があれば桃核承気湯《とうかくじょうきとう》などを用います。

食中毒などによる急性で熱性の下痢には、白頭翁湯《はくとうおうとう》や葛根黄連黄芩湯《かっこんおうれんおうごんとう》を用います。ゲンノショウコを煎じて飲むのもよいし、ゲンノショウコや黄柏エキスを含んだ百草丸もよい処方です。百草丸は旅行に小瓶で携帯することをおすすめします。

熱性の下痢は、急性の下痢に多くみられます。症状は、腹痛をともなうことが多く、大便の臭いがひじょうに強く、大便が肛門を通過するとき、熱湯が通るような感じがすることもあります。裏急後重《りきゅうこうじゅう》といわれる、渋《しぶ》り腹となり、強い便意が肛門を突いてくるようにくり返されます。多くは細菌性の下痢です。

反対に、寒性の下痢があります。臭気はあまり強くなく、酸っぱいような臭いのこともあり、肛門を通るときに、冷たい水が通るように感じられることもあります。

寒性の下痢には急性のものと慢性のものとがあります。急性のものは、寝冷えや冷たいものをとりすぎたときに起こります。慢性の場合は、脾陽虚《ひようきょ》や脾腎陽虚によるものです。治療には人参湯《にんじんとう》や真武湯《しんぶとう》がおもに用いられます（脾の項参照）。

急性下痢のうち、強い精神的なストレスが原因の場合には痛瀉要方《つうしゃようほう》を用います（肝の項参照）。

腎

……生命の始まりから終わりまでをコントロールする

中医学では、「腎」はおもにへそ下、下腹部を支配しているとされます。子どもをつくる機能や尿をつくって排泄する作用をおこなう内臓系であると考えられています。現代医学の泌尿生殖器に相当しますが、さらに骨と骨髄、いちばん大きな骨髄である脳髄を養う作用、造血、免疫、内分泌（ホルモン）系など、生命維持の基底を支える広範囲におよんでいます。

人は誰しも日々老化し、やがて寿命が尽きる日を迎えるわけですが、こうした人の一生をデザインしている遺伝子の働きにも似た感じがあります。

人は、両親の「腎」の働きによって、生命を受けてこの世に生まれてきます。このようにして与えられた生命エネルギーを「先天の精」といいます。

そして、生後は自分の脾（消化器系）の力で飲食物からエネルギー源を取り入れ、さらに他の臓腑の働きが加わって生命エネルギーをつくり出します。そのエネルギーを「腎」にたくわえて、次の世代を生み出すエネルギーとします。この自分の力で獲得した生命エネルギーを「後天の精」といいます。

長く生きていると、エネルギー源を獲得する力がだんだんとおとろえ、老化が進行していきます。腎にたくわえられた生命エネルギーが底をついたとき、死に至ると考えられています。

こうした、「腎」の衰弱したときにあらわれる現象を、総称して「腎虚《じんきょ》」といいます。

腎がおとろえると、精力が減退して男女とも生殖の能力が低下し、やがて子どもをつくることができなくなります。

体の中の水分がじょじょに少なくなり、体が乾燥します。「腎は水臓《すいぞう》」ともいわれ、体のみずみずしさを保つ作用があると考えられているのです。

また、骨ももろくなり、骨粗しょうがはじまります。それにつれて歯と歯槽骨が弱くなるために、虫歯や歯周病になりやすくなります。

骨髄がおとろえることで造血力が低下し、免疫力も低下したり、異常を起こしやすくなります。脳髄も萎縮がはじまり、アルツハイマーの傾向がみられるようにもなります。聴力や視力もおとろえ、耳鳴り難聴、白内障などが進むことになります。また、頭髪は白髪になり、脱毛も進みます。皮膚が黒ずむ傾向もあります。

こうした「腎虚」の進行は、生命あるものは避けることができませんが、ただ、老化の進み具合は人によってかなりの差があります。

腎のおとろえを防ぐ方法は、古くからさまざまに考えられてきました。

そのための手法として、中医学には、「補腎《ほじん》」という概念があります。補腎の食べ物、補腎の生薬や処方が古い時代から今日に至るまで連綿として探し求められ、腎のおとろえを防ぐ努力が続けられています。

なお、腎虚は老化にともなって進行するものではありますが、乳児や幼児にもみられます。たとえば、骨や歯の発育の悪い子ども、免疫力に異常を起こしやすい子どもなどです。

多くの原因は親が腎虚であるケースです。子は親に似るためです。

なお、腎虚には大きく分けると「腎陰虚」と「腎陽虚」があり、その混合型である「腎陰陽両虚」もあります。

「腎陽虚」は、さきにあげたような腎虚の症状に加え、体や手足が冷えて、寒さに弱いタイプです。このタイプは、内臓の働きが弱いために、エネルギーの生産が少ない状態です。たとえてみれば、燃えのよくないストーブのようなものです。

「腎陰虚」は、体にみずみずしさがなくなった状態。体熱を冷やす水分が不足しているため、手足がほてる、午後になると微熱が出やすい（西洋医学では不明熱などという）、口の中が乾燥するが多くの水は飲みたくない、舌の色は赤みが濃めになり、舌の苔が少なく、舌面に亀裂がみられるなどの虚熱症状があらわれます。

［腎に効く処方］

①腎陽虚

八味地黄丸《はちみじおうがん》（金匱腎気丸《きんきじんきがん》）、参茸補血丸《さんじょうほけつがん》、至宝三鞭丸《しほうさんべんがん》、参馬補腎丸《じんばほじんがん》、海馬補腎丸《かいまほじんがん》など（八味地黄丸は腎陰陽両虚にも用いられる）。

②腎陰虚

六味地黄丸《ろくみじおうがん》、八仙丸《はっせんがん》（麦味地黄丸《ばくみじおうがん》）、杞菊地黄丸《こぎくじおうがん》、知柏地黄丸《ちばくじおうがん》、耳鳴丸《じめいがん》など。

これらの処方を陽虚の人に使いたいときは、体を温める作用のある処方といっしょに用いるなどの方法があります。

第III部

病気の原因を知って病気をなおす

Chapter 7

健康を守る中医学の基礎知識

自分で自分を守る時代

高齢化社会を迎えて、医療の中心的なテーマは老化にともなう健康障害と生活習慣病となっています。

この二つの大きなテーマは、医師だけの力では解決できない自分自身の問題です。

従来は、病気になれば病院に行くのが常識でしたが、老化と生活習慣病の予防は、病院だけでできるものではありません。自分の体を自分で守らなくてはならない時代となっているのです。

それではどのような方法で、自分自身や家族の健康を守っていけばよいのでしょうか？

実際のところ、ほとんど具体的な対策がないというのが現実ではないでしょうか。

一般家庭における「家庭の医学」は、まったく空白の状態だからです。

しかし、対策がないからといって、嘆いているだけでは事態は変わりません。

誰でも理解できて、実践できる医学——それは、私は中国の伝統医学である中医学にあると考えています。

中医学は、中国の数千年にわたる医療の経験にもとづいた理論のもと、診察法や診断法、治療法、生薬《しょうやく》（薬草）と処方、経絡《けいらく》（鍼灸《しんきゅう》）などが一体となったすぐれた医療体系です。

こういうとむずかしそうですが、私が長年続けてきた家庭の主婦をおもな対象とした通信講座や講演会、あるいは薬局での健康相談で感じるのは、やる気があれば、誰でも「家庭で必要な基礎知識」は身につくという事実です。

中医学は、経験を積み重ねてできてきた医学ですから、かなりわかりやすい医学です。

さらに、自然の薬草を用いるので安全性が高く、よく効きます。そして理論体系がしっかりしています。

最近、私が注目しているのが、鼻からの香りと、皮膚からの精油の吸収、そしてツボを応用した「中医アロマセラピー」です。これは中国の中医学とイギリスのアロマセラピーを結合した技術で、香りを楽しみながら、中医学の基礎とツボのとり方を学び、同時にオイルトリートメントも学んでしまうという理想的な家庭医学です。

現在、女性の薬剤師を中心にしてインストラクターを養成しているところです。

中医アロマセラピーのできる人が家庭に一人いて（それが一家の主婦ならば理想ですが）、家族の健康を守るようになったなら、日本の家庭医療はどんなにゆたかになることでしょう。

アロマセラピーはスキンシップの健康法でもあります。赤ちゃんのころからお母さんのトリートメントを受けて育ったお子さんはとても幸せでしょう。また、ご主人にも習ってもらえば、夫婦の和合にもきっと役立ちます。

このような知識が日本人の常識になれば、日本の医療費は半減するに違いありません。

ここに、中医アロマセラピーと家庭中医学の入門書と通信講座を紹介しておきます。

『中医アロマセラピー――家庭の医学書』有藤文香著、池田書店
「中国漢方通信講座」http://www.tozai-tcmschool.co.jp/
東西中医学院、電話＝〇四二二（四一）五七五三
ファクス＝〇四二二（四二）〇八二六

それでは、中医学の基本について説明していきましょう。

陰陽説が教えるプラスとマイナスの世界

中医学の根幹をなす理論に、陰陽説《いんようせつ》というものがあります。陰陽説とは、古代中国で生まれた世界観、自然観の一つです。

陰陽説によると、私たちの棲んでいるこの世の中は、陰と陽の二つの面で成り立っている、とてもわかりやすい「簡明」な時代であるとしています。

簡明となる以前の太古の宇宙は混沌としていました。ところが、ある時期から霧が晴れるように上には天空、下には大地というように、はっきりと二分され、われわれはいま、このわかりやすい時代を生きているのだと考えるのが古代中国の思想です。

この二つに分けられた一方を「陽」として、もう一方を「陰」ととらえました。
たとえば、ここに一枚の紙があります。一枚の紙には、かならず表と裏があります。表と裏が一体となって一枚の紙となっていることがわかります。表だけの紙をみつけてこいとか、裏だけの紙を探せといわれても、この私たちの宇宙にいるかぎり不可能なことです。

このように一つに見えるもののなかにも、かならず二つの陰陽の対立と調和が見出されるというのが「陰陽説」という世界観です。

この陰陽説にはこうした対立がある一方、二つが相互に入れかわったり、少しずつ異なった成分を含むというようなこともあるとされます。これをあらわして「陰中に陽あり、陽中に陰あり」といいます。

「一物には二面がある」という考え方を知ると、生活態度にも幅が出てきます。悪いことが起こっても、物事には二面性があることを知っていれば、かならずなんらかのよい面を見出すことができ、精神的に追い込まれにくくなります。

「失敗は成功のもと」「転んでもただでは起きない」「人間万事塞翁が馬《にんげんばんじさいおううま》」など古くからのことわざは、こうした陰陽的な発想を表現しているともいえます。

私の説く「かゆみがかゆみをなおす」というアトピー性皮膚炎治療の根本思想も、もとをたどれば陰陽の発想にあります。

マイナスの中にプラスを見出し、プラスの中にマイナスを見出すのが、陰陽説の世界観です。この陰陽説は五行説という思想と結合して、中医学の中で活かされており、中医学は「陰陽五行説」によって、理論が充実して体系化されたものと考えられます。

自然界を構成する五つの物質

五行説とは、陰陽説と同じ時代、古代中国で生まれた世界観です。

五行説は、この世の中の森羅万象を五つに分類し、その相互関係を見出しています。古代の中国では、自然界にある物質を五つに分類して、これを五材としました。五材とは、木《もく》・火《か》・土《ど》・金《ごん》・水《すい》の五つです。

この五材の性質によって、自然界のあらゆる事物を五つに分類し、そのことを「五行配当」といいました。ちなみに五行の「行」は〝めぐる〟という意味で、五つの要素の相互のつながりをいいます。

この相互関係に陰陽説が加わり、陰陽説と五行説が合体して、「陰陽五行説」となって運用されるようになりました。

五行のあいだにも陰陽があり、相生《そうしょう》関係（陽）と相克《そうこく》関係（陰）があります。

相互に助け合う相生関係は、相手を生み出す母子の関係でもあります。「木は燃えて火を生み、火は灰を生み（灰は「土」）、土は金属（金）を生み、金は水を生み、水は木を生む」という関係です。

一方、相克関係は、相手を抑制する関係にあります。「木は土から養分を奪い、土は堤防となって水を剋《こく》（抑制）し、水は火を剋し、火は金属を熔《と》かして金を剋し、金は斧となって木を剋す」といった循環をいいます。

木・火・土・金・水の五行には、それぞれ肝・心・脾・肺・腎の五臓が配当されます。五臓の相生関係とは、「肝は心を生み、心は脾を生み、脾は肺を生み、肺は腎を生み、腎は肝を生む」というものです。

相克関係は「肝は脾を剋し、脾は腎を剋し、腎は心を剋し、心は肺を剋し、肺は肝を剋す」ことをいいます。

五行の相生相克と特性

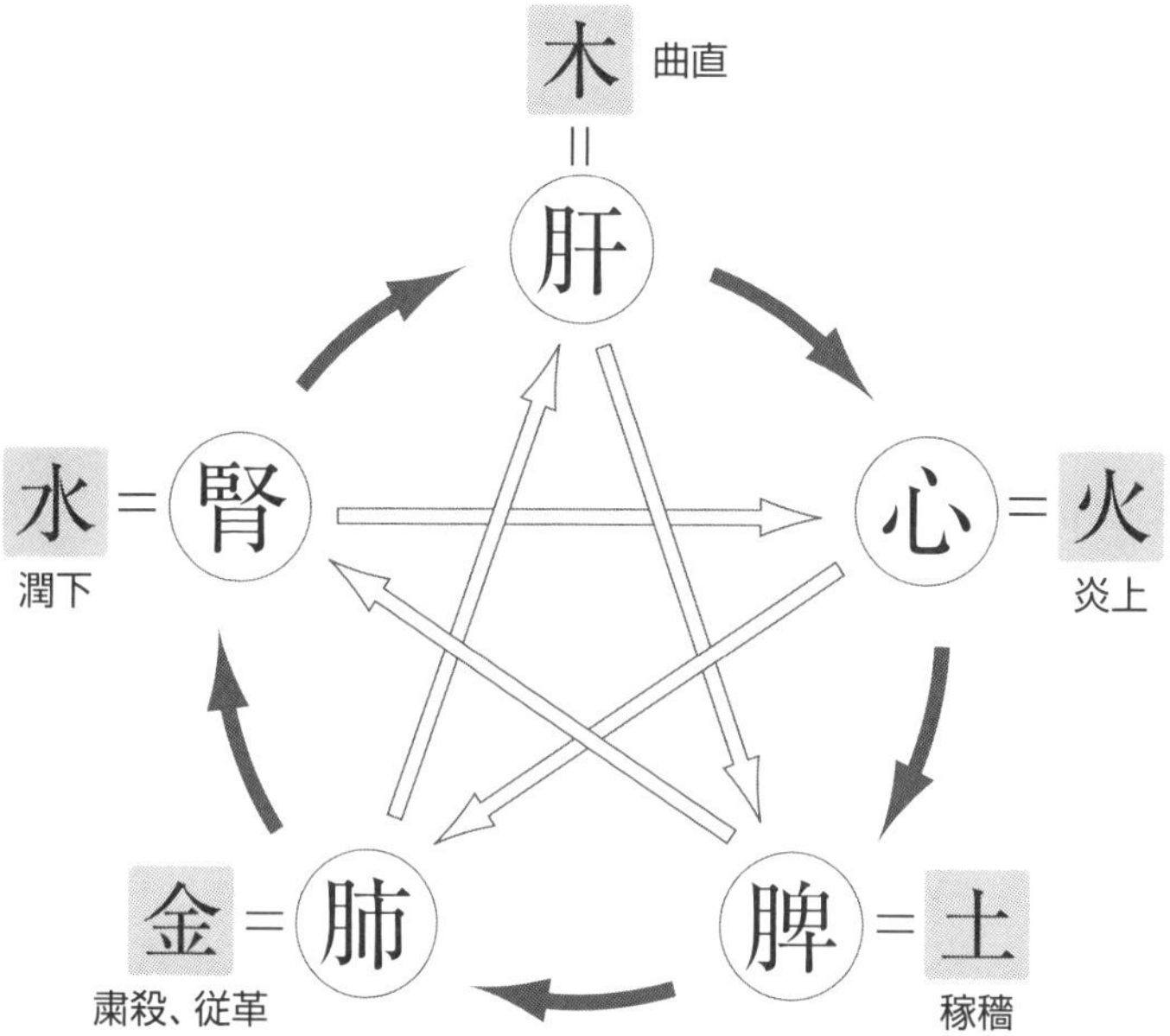

五行の特性

①木の性質（曲直）…………曲がりながらも青々として、四方八方に向かって上方に枝葉を伸ばし、抑圧を嫌う。土を剋し、金に剋され、火を生む。

②火の性質（炎上）…………熱く、赤く上に向かって燃えあがる。金を剋し、水に剋され、土を生む。

③土の性質（稼穡）…………作物を生産し、生と死を受け入れ、対立するものの間をとりもち、色は黄色。水を剋し、木に剋され、金を生む。

④金の性質（粛殺、従革）……清浄であり、鋳型の形に合わせて形を変え、色は白。木を剋し、火に剋され、水を生む。

⑤水の性質（潤下）…………冷たくうるおす性質があり下の方に流れ、色は黒（玄）。土に剋され、火を剋し、木を生む。

歴史のなかで受け継がれてきた知恵

陰陽五行説に代表される古代中国の自然哲学について、現代人は荒唐無稽の思弁であるとして排除する立場に立つものと、中国文化の論理的なバックボーンとして高く評価する立場と、まったく正反対の立場に分かれている感があります。

しかし、陰陽説のほうは、私たちの身のまわりには、つねに対立や矛盾が存在しているためか、わりあい理解しやすく、前向き思考の源泉ともなり、あまり抵抗なく受け入れられている面もあるようです。

ところが、五行説となると一部にこじつけ的な印象を受ける部分もないわけでなく、その点から否定的にとらえられてしまうようで、弾力的に運用すべきかもしれません。ただ、五行説を人体に応用して五臓六腑説が産み出された点は重要であり、数千年にわたる古代中国の臨床経験がそこに凝縮され、今日に伝えられていることは高く評価されてよいでしょう。

この臓腑理論と五行説を排除してしまうと、数千年の長きにわたって積み重ねられた知験までを捨て去る愚を犯すことになります。

西洋医学は解剖学を基礎にした内臓論ですが、中医学は五行説にしたがって、人の生命現象から内臓系を考えたものです。西洋医学のように一つひとつの内臓を取り出して調べるのではなく、生きている人間の生活を観察して、食べる、息をする、尿をする、子どもをつくる、血流を循環させる、ものを考える、解毒をする、血液をつくる、体温を維持する、排泄するなどの生理的な機能を、肝・心・脾・肺・腎、の五つのグループに分けてとらえたのが五臓の考え方です。

五臓理論のすぐれたところは、この五つのグループの間に、抑制や支援の関係があって、密接につながっていることを知ったことです。

実際に中医学を学んで応用してみると、古代中国の人々が残した「五臓六腑理論」の確かさに驚かされます。中医学は、歴史の淘汰に耐えた真実の結晶なのです。

気・血・津液のバランスをとる

人の体には、気《き》・血《けつ》・津液《しんえき》（水）の三つの要素があります。気は体の機能、血は血液、津液は体内の水分をいいます。

この三つの要素が適当であれば健康が保たれ、この三つの要素に過不足があると、健康がそこなわれることになります。

中医学の基準では、不足していることを「虚」、過剰であることを「実」といいます。

気……体の機能をつかさどる

「気」は全身の機能をいいます。この量が多かったり、少なかったりすると体に不調をきたします。

気が不足することを「気虚《ききょ》」といいます。これはエネルギーが不足している状態で、疲れやすく、抵抗力が弱く、病気にかかりやすく、体を動かすと不調になります。外出すると、翌日は寝込むなどというのは極端な「気虚」状態にあたります。

気が過剰に鬱積しているのは「気実《きじつ》」になりますが、中医学では「気鬱《きうつ》」または「気滞《きたい》」と呼んでいます。機能が凝《こ》り固まってしまった状態で、たとえば精神的に緊張して、胃が緊張するというような場合です。女性のPMS（月経前症候群）も、典型的な「気鬱」状態で、気分が鬱積していらついたり乳房が硬くしこりができたりします。

［気の処方］

気虚には、「補気《ほき》」という治療をおこないます。不足した気を補おうとするもので、朝鮮人参と黄耆《おうぎ》は代表的な生薬です。処方には、補中益気湯や香砂六君子湯などがあります。

補気作用のある生薬や処方は、胃腸と呼吸器系を強めるものが多く、中医学の「脾」と「肺」の強化に役立ちます。アトピーなどで消化器系や呼吸器系の弱い人の体質改善に必須の薬剤です。

気鬱では、多くは精神的なストレスの鬱積による自律神経失調の症状がみられます。イライラや気分の落ち込み、ヒステリー、不眠などの精神症状と、胃痛、食欲不振、便秘下痢のくり返し、ため息が多い、月経前に乳房が張るなどの肉体症状があらわれます。

多くの場合、五臓のうちの「肝」の機能が停滞したもので、「肝気鬱結《かんきうっけつ》」といわれます。

治療には、肝の働きをよくする逍遙散《しょうようさん》、抑肝散《よくかんさん》などが用いられます。更年期にみられるホットフラッシュ（突然のぼせ、その後で寒くなる）があるようなときには、のぼせを抑える生薬が加味された加味《かみ》逍遙散《しょうようさん》（冷えの強い人には向かない）が有効です。

この漢方薬は、皮膚の疾患では、精神的なストレスにさらされている場合、心の負担をやわらげて体力を高め、自己治癒力が向上するのを期待して使うことがあります。

血……体を動かす栄養素

「血」は、体を養う栄養素と酸素をたくわえ、全身の各器官に送り届ける役目があります。

血が不足していることを「血虚」といいます。「血虚」とは、貧血とそれに近い状態をふくんでおり、血色が悪い、舌や口唇の赤味が少なく白っぽい、皮膚がうすく荒れやすい、皮膚が洗剤負けする、めまいや立ちくらみがある、動悸や息切れを起こしやすい、頭髪が細くなり、枝毛になったり脱毛しやすい、爪が弱いなどの症状がみられます。

血が過剰な状態は、二つあります。一つは血液の汚れや血栓などが生じている「血瘀《けつお》」で、もう一つは血液が熱をもった状態にある「血熱」です。皮膚炎で患部が熱をもち、鬱血したり出血したりするのもその例です。

［血の処方］

血虚の治療法は、血を補う「補血」法です。増血作用のある食品をしっかり食べること、夜ふかしをしたり、過労におちいらないことを心がけます。

処方では、十全大補湯《じゅうぜんだいほとう》、帰脾湯《きひとう》、婦宝当帰膠《ふほうとうきこう》などが使われます。

血瘀には冠元顆粒《かんげんかりゅう》、血府逐瘀湯《けっぷちくおとう》、桂枝茯苓丸《けいしぶくりょうがん》、芎帰調血飲第一加減《きゅうきちょうけついんだいいちかげん》、折衝飲《せっしょういん》、桃核承気湯《とうかくじょうきとう》などを症状によって用います。

「血熱」による皮膚の炎症は、増血をはかりながら、血液の熱を冷ますようにします。処方では温清飲《うんせいいん》と、その加減方（分量を加減した処方）、三物黄芩湯《さんもつおうごんとう》、涼血清営《りょうけつせいえい》顆粒《かりゅう》などがあります。

津液《しんえき》……体内の水分

津液は細胞内の水分やリンパ液、唾液など体内の水分を総称したものです。

五臓のうち「腎」は、水臓といわれ、体中の水分の総支配人として働いています。体にうるおいを与える泉のような存在です。この腎が健全であれば、体内の水分はよくコントロールされます。腎が弱るとむくみや、体の乾燥や尿の漏れなどを起こしやすくなります。

津液の不足には、急性に起こる「脱水」と、じょじょに進行する「陰虚《いんきょ》」とがあります。

加齢や心身の疲労などで腎が消耗すると、体内の水分が減少します。これを「陰虚」といいます。この場合の陰は水分をあらわします。

陰虚の具体的な症状としては、口の中が乾くが多くは飲めない、皮膚が乾燥してシワが増えたりかゆくなる、手足がほてり、のぼせやすくなり、午後になると微熱が出るなどの虚熱（体内の水分が不足するために体温調節が狂う）などがあります。

津液の過剰は、「痰飲水湿《たんいんすいしつ》」といわれます。体内に、水分が過剰にたまると、いろいろな障害が起こります。

体が重く感じられる、頭が重い、めまい、むかつき、生唾、嘔吐、下痢便、むくみやすい、汗が多い、尿が近いか出にくい、内臓や関節に水がたまる、湿疹から滲出液が出る、脂肪太りになるなどの症状があらわれます。

水分が過剰に体に停滞するのは、内臓の機能低下によることが多く、腎に加えて脾、肺が関与することが多いと考えられています。

脾は胃腸など消化器系に相当しており、水分の取り込み、体内での消化吸収、運搬に関係しており、したがって胃腸が弱く筋肉の力の弱い人は、むくみなどがよくみられます。下痢しやすい、乗り物酔いを起こしやすい、むかついたり吐いたりする、めまいがする、頭が重いなどの症状をあらわすこともあります。

肺は、体中に水分を散布する作用があると考えられています。肺は空気を吸ったり吐いたりすることによって、体内の水分の循環をうながしているのです。

空気を吸い込むと、それに合わせて、水分は体の上部から下部へと流れ、尿や大便の排泄をうながします。このため、呼吸器の働きが悪いと、尿や大便の出が悪くなります。また、痰や鼻水などの呼吸器系の分泌液が増えたり、皮膚がむくんだり湿疹の分泌液が増えたりします。

［**津液の処方**］

水分不足は「脱水」と「陰虚《いんきょ》」がありますが、「脱水」は急激な発汗、下痢、嘔吐によるものと熱射病（熱中症）によるものなどがあり、原因の治療と水分の補給を急ぎます。

徐々に進む津液の不足は、心身の過労や加齢によるもので、「陰虚」と呼ばれる状態です。陰虚では、体内の水分による体温の抑制が利きにくくなり、手足のほてりやのぼせ（五心煩熱）、午後になると毎日決まったように微熱が出る（潮熱）ようになったりして、体も疲れやすくなります。また、口の中が乾燥するものの、体力が不足しているために、水分は一度に多量にはとれないという症状になります。

心陰虚、胃陰虚、肺陰虚、腎陰虚などの内臓の異状をともなう陰虚症状がみられます。また心腎陰虚、肺腎陰虚、肝腎陰虚、腎陰陽両虚、肺胃気陰両虚、心脾気血両虚などの、複合型の陰虚症状も実際に多くみられる「陰虚」の病証です。

「臓腑名」＋「陰虚」という証は、それぞれの臓腑の機能の異常とともに、陰虚症状をともなう状態です。

気・血・津液が全身をめぐるメカニズム

人体を構成している「気」「血」「津液」の三要素と、生命エネルギーや生殖エネルギーに相当する「精」、これらと五臓六腑の一つ「三焦」との関係については、およそ次のように考えられます。

「気」とは、上焦の肺によって空気中の「清気《せいき》」（酸素に相当）が吸収されてその源を得、中焦の脾胃によって得られた「水穀の精」（栄養素）と「清気」が結合してつくりだされるもので、生命をささえるエネルギーとなり、腎にたくわえられて「（腎）精」となります。

「血」とは、中焦の脾胃によって得られた水穀の精に、上焦の心肺、下焦の腎などが作用してつくられるもので、栄養に富んだ、赤く温かい液体です。いわゆる「血液」にほぼ相当し、肝にたくわえられます。

「津液」とは、体内の水分のことですが、中焦の脾胃から取り入れられ、上焦の肺の呼吸作用によって全身に配布され、下焦の腎の働きによって体の中で水分が充分有効に使われるのです。このため「腎は水臓」といわれ、体内の水分の過不足による異常は、腎に原因があると考えられています。

このように、上・中・下焦の連携を、おもに水分のコントロールによって保つのが、三焦腑の働きと考えられています。このため、「三焦腑は働きはあるが形がない腑」ともいわれています。

体のバランスを分析する八綱弁証《はちこうべんしょう》

人体の営みは、陰陽のバランスによって中庸に保たれています。健康状態がよいときには、この陰陽のバランスが調和しており、体調の悪いときには、陰陽のバランスに乱れが生じています。

そこで、体の不調を感じたり、病気にかかっているときには、一体どのようなくずれが生じているのかを確認して、その乱れを調整しなくてはなりません。

八綱弁証表

	陰	陽
病位	裏	表
病性	寒	熱
病勢	虚	実

陰陽のバランスの乱れは、診察によって得られた情報を整理することによってみつけることができるのです。

陰陽のバランスのチェックは、以下の三点がポイントになります。

①病気の起こっている位置（病位）
↓表・裏
②病気の性質（病性）↓寒・熱
③病気の勢い（病勢）と体力の抗争
↓虚・実

表・裏・寒・熱・虚・実の六つの項目を、陰・陽の二つの視点で点検するので、「八綱弁証」といいます。

診察によって得られた情報を解析する、いちばん最初のチェックです。

病位（表・裏）
……病気は浅いか深いか

「表」とは、体の浅い部分のことです。おもに皮膚・毛孔とそれに続く表皮組織、ときには筋肉層を含む部分、頭部などです。一方、「裏」は内臓系です。

表は、外邪（ウイルス・細菌・薬物・温度差・湿気・風など）の侵入を防ぎ、体温を維持する働きがあり、おもに五臓の「肺」の支配下にあります。

多くの外邪は、「表」から入り込みます。まず表を侵して、さらにその抵抗線を打ち破ると、じょじょに裏に向かって侵攻を進めます。外邪が直接、「裏」に侵入して、内臓を冒すこともあります。これは外邪直中《じきちゅう》といいます。

邪気の種類によって、表や裏の症状はさまざまに変わります。表を冒されると、寒気、熱感、頭痛などのカゼ諸症状が起こりますが、これは外邪の性質によって症状が決まります。たとえば、熱性の外邪が体表を冒すと、のどカゼとなり、寒気より熱感が強くなります。寝冷えのように、寒性の邪気に裏を冒された場合は、冷えによる腹痛、下痢などのお腹の症状があらわれます。

病性（寒・熱）……体の熱はどうなっているか

体の具合が悪いときには、冷えが強くなっていたり、逆に熱っぽくなっていることもあります。

つねに体の冷えている人は、「寒証」なので、体を温める食事をとり、冷やすものは避けます。

また寒証には「実寒型」と「虚寒型」の二つのタイプがあります。実寒型は、多くは急性の冷えで、冷たいものをとりすぎて腹痛や下痢をする場合や、インフルエンザにかかったときの寒気なのです。一方、虚寒は体の弱い人の慢性的な冷えにあたります。

体が熱っぽい「熱証」の人にも、二つのタイプがあります。それは「実熱型」と「虚熱型」です。実熱型はカロリーの高い食事などをとりすぎて高体温になっているケースで、粗食にすることでなおします。また、カゼのときにでるウイルスと戦うための熱も実熱です。これはむやみに下げてはいけない熱です。

虚熱型は、「陰虚」体質によるものです。体の熱を冷ます水分（津液、体液）が不足しているために、相対的に微熱をおびている症状です。

治療の基本として、冷えているときは温め、熱っぽいときには熱を冷ますと考えます。

たとえば、カゼの初期の症状にも寒・熱があり、それによってなおし方もちがいます。

風《ふう》の性質をもった邪気（ウイルスや細菌に相当）に冒されるとカゼ症状があらわれます。そのとき寒気がするのは「風寒証《ふうかんしょう》」という「寒証」のカゼです。このようなときには葛根湯《かっこんとう》や桂枝湯《けいしとう》で体を温めながらなおします。葛根湯は発汗作用の強い処方で、寒気がして汗が出ない症状に効果があります。桂枝湯は、発汗作用はセーブされており、寒気がして汗がもれ出る場合に用いる処方です。

一方、のどの痛みからはじまるカゼでは、初期にはあまり寒気を感ぜず、早くから熱っぽくなります。このようなタイプのカゼは「風熱証《ふうねつしょう》」という熱証のカゼになります。

「風熱《ふうねつ》」型のカゼは、体を温めて汗をかかせる方法ではなく、熱を冷ましながらなおします。風熱型のカゼは外邪（ウイルスなど）のうち、熱性の病状を起こす性質のある邪気に感染した状態なので、天津感冒片《てんしんかんぼうへん》、羚翹散《れいぎょうさん》、銀翹散《ぎんぎょうさん》など抗菌・抗ウイルス作用のある処方で熱を冷まし、のどの炎症をしずめます。風寒と風熱の両方の症状があるときには、葛根湯と天津感冒片などをいっしょに服用するなど両方の処方を組み合わせて用います。

病勢（虚・実）

……病の勢いを判定する

人が病気になる原因を考えると、大きく二つのケースがあることがわかります。

一つは、伝染病のように強い感染力のある細菌やウイルスが、人体に侵入して病気が起こるケースで、人体を冒す邪気（病気の原因）の力が強力なケースです。こうした状態を「邪実《じゃじつ》」といいます。体が病邪とたたかうので、高熱が出るなどの激しい症状を呈します。こうした病状は「実証」に属しています。本来、「実」とは何かよぶんなものがある状態をいいます。

また、自分の体の中で不必要な物質が生産され、その余剰物によって体調を悪くする場合があります。よぶんな水分、脂肪、血液の汚れ（瘀血）、その他の毒素などです。

治療法は、邪気を排除する「祛邪法《きょじゃほう》」（瀉法《しゃほう》＝過剰物を排除する）を用います。

もう一つのケースとは、気・血・津液など体の栄養を支えている成分が不足したり、内臓の力がおとろえることで、病気になるケースです。これは「虚証」に属します。必要なものが不足した状態を「虚」といいます。

自然治癒力や抵抗力が低下し、疲労倦怠感をともなうことが多く、こうした消耗性・虚弱性の病気は、不足しているものを見つけ出して補給するようにします。そのようななおし方を「補法《ほほう》」とか「補益法《ほえきほう》」といいます。

補法などの治療法については8章で説明します。

病気の原因はどこからやってくる？

中国の宋代に、陳無択《ちんむたく》は『三因極一病証方論《さんいんきょくいつびょうしょうほうろん》』（一一七四年）を著し、病気の原因を「内因《ないいん》」「外因《がいいん》」「不内外因《ふないがいいん》」の三つに分けました。

この考え方は、中医学の古典である『黄帝内経《こうていだいけい》・素問《そもん》』や『金匱要略《きんきようりゃく》』をふまえた概念とされ、現代の中医学にも取り入れられています。

「内因」とは、おもに精神状態が病因となることをいいます。精神身体医学の考えが中国には古くから芽生えていたことがわかります。

「外因」は、六気という自然界の気象現象が、病気を起こす原因となる場合です。外界から人体を冒す六種の「邪気」（目に見えないが外気中にいる六匹の悪者）を「外六淫《がいろくいん》」としてあげています。

「不内外因」は、精神面でもなく、外邪によるものでもない病因で、おもに生活習慣や外傷をあげています。

内因 ……心身の原因によるもの

精神的なストレスが、その種類によって、「五臓」のうちのいずれかの内臓系を障害し、また、いずれかの内臓系が病むと、その影響で情緒面に異常が起こるという、心と身体の関係を述べています。

具体的には「内因七情《ないいんしちじょう》」として怒・喜・思・憂・悲・恐・驚の七種をあげ、五臓との関係を次のように考えています。

怒……怒りが強いと「肝」「胆」を傷つけ、肝胆に異常があると怒りやすくなる。
喜……喜びも過度だと「心」「小腸」を乱す。精神の乱れは心臓、小腸病を起こす。
思……過度な思いは「脾」(胃腸)を乱し、脾が乱れると(小さなことを)思い悩む。
悲・憂……過度な悲しみや憂いは「肺」「大腸」を乱し、肺、大腸が乱れると憂い悲しむようになる。
恐・驚……過度な恐れや驚きは「腎」「膀胱」をいためため、腎、膀胱が弱ると恐れやすく、驚きやすくなる。

外因……環境的な原因によるもの

自然界の気象現象には、風・寒・暑・湿・燥・火(熱)の六種があり、これを六気といいます。六気のおかげで自然は変化に富んでいますが、時と場合によっては人体を冒す「邪気」に変わることがあります。

外界から人体を冒す邪気となった六因は、「六淫《ろくいん》の邪《じゃ》」と呼ばれます。六淫の邪の性質は次のようにとらえられています。

風邪《ふうじゃ》……カゼのことを「風邪」と書きますが、この語源はここにあるようです。「風邪《ふうじゃ》」の性質は、自然界の「風《ふう》」と同じような性質をもつとされます。軽い、よく動く（変化する）、突然起こる、体の上部（頭、顔面、気道）や表層（皮膚、筋肉、関節）を襲うなどです。

「風邪」に冒されたときに起こる症状は、頭痛、めまい、咽痛、鼻づまり、咳、悪寒、悪風《おふう》（風に当たりたくない、ザワザワする）、関節痛や筋肉痛（痛む場所が移動しやすい）、皮膚のかゆみ、突然起こるじんましんなどです。

「風邪」に冒されたときにあらわれる一連の症状のある状態を「風証」といいます。カゼをひいたときの初期症状や、一部の皮膚症状にあたります。

ただし、このように外界の「風邪」に冒されたときと同じように、体の内部の病因によって、突然起こる症状、たとえば脳卒中などの症状は「内風《ないふう》」といわれます。

突然昏倒、半身不随、口眼歪斜（口や目のゆがみ）などです。

寒邪《かんじゃ》……寒性の病状を起こす性質のある邪気です。外界から襲う寒気は「外寒《がいかん》」、体内の原因によって冷えるもの（冷え症など）を「内寒《ないかん》」といいます。

寒邪は冷たく重い性質をもっています。このため、体を冷やし、体の下部を襲い、腹痛、下痢、足腰の冷え、膀胱炎、腎炎などを起こすことがあります。

寒邪に冒された場合には、体が冷え、悪寒、手足や腹部の冷え、関節や筋肉の冷えによる痛みなどがあり、痛む場所は固定しています。

また、顔色は蒼白、血行障害によって口唇が紫色になることもあります（チアノーゼ）。舌の色は赤味がうすく白っぽく、舌苔は白色で、唾液で表面は濡れています。鼻水、痰、尿などの分泌物は、サラサラとして希薄で臭いも強くありません。脈は遅脈《ちみゃく》となります。暖かい部屋や厚着を好み、温かい飲食物を欲します。

暑邪《しょじゃ》……夏の季節の高温多湿も、人体を障害します。夏季の胃腸障害、夏バテ、熱中症などに相当します。

湿邪《しつじゃ》……自然界の湿気の性質をもつ邪気で、湿度の高い場所や季節の影響で体に異常が起こります。

湿邪は、重く粘り気があり、停滞しやすいなどの性質があります。湿邪に冒されると病気がなおりにくく、長びく傾向があります。また経絡《けいらく》や関節に停滞すると、重だるい痛みを起こし、痛む場所は固定しています。

湿邪に冒されやすい内臓は消化器系で、食欲不振、消化不良、胃内停水（みずおちでピチャピチャと水の音がする）、お腹の張り、下痢、泥状便などの症状を起こすことがあります。舌苔は厚膩《こうじ》（こってりと厚ぼったい苔）となります。

なお、寒邪と結びつくと「寒湿《かんしつ》」となり、熱邪と結びつくと「湿熱《しつねつ》」となります。湿熱は、患部が熱をもって赤く腫れ、ジュクジュクと滲出液が出るような場合や、細菌性下痢、膀胱炎、胆のう炎、膵炎、肝炎などによくみられます。

燥邪《そうじゃ》……秋の乾燥や空調による乾燥などが病気の原因となったものは「外燥《がいそう》」です。おもに呼吸器系（鼻、のど、気道、肺、皮膚）を冒します。

「内燥」は、体の内側の原因によって起こる乾燥状態です。内燥には体液不足によるものと血液不足によって起こるものがあります。

熱邪《ねつじゃ》（火邪《かじゃ》）……外界の熱、熱性の症状を起こす邪気、あるいは他の邪気に冒されて熱を起こすことなどによって、人体を障害する邪気です。

自然界の温かい空気や火炎は上方に向かう性質があるので、熱邪は人体の上部を冒す性質があります。

熱邪によって起こる症状は、高熱、悪熱《おねつ》、胸の悶《もだ》え、尿量減少、尿色が濃い、顔面紅潮、目の充血、のどが赤く腫れて痛む、舌の色は赤味が濃く、舌苔は黄色を帯び、口内炎や舌炎、歯肉炎などを起こすことがあり、口の中は乾燥し、脈が速くなるなどの症状がみられます。

また、血液を熱し（血熱）、出血や内出血斑（アザ）を生じることもあります。

心身の過労や加齢によって体液が消耗することによって起こる熱は「陰虚」によるもので、内熱の一部となります。

不内外因……内因、外因以外の原因

暴飲暴食など飲食の不節制、過労、あるいはなまけすぎ、運動不足、夜更し、過度の性生活など生活習慣が病気の原因になるケースです。また、打撲傷、切り傷、虫刺され、咬み傷などの外傷もあてはまります。

二次的な病因……病因がさらなる病因を呼び起こす

内因、外因、不内外因は一次的な病因です。これによって二次的に体内で発生する病的状態があり、これには「水湿《すいしつ》」「痰飲《たんいん》」「血瘀《けつお》」があります。

水湿《すいしつ》……水湿は、脾、肺、腎、三焦などの水分代謝を支配している内臓系の不調によって、水分が停滞し、六淫の邪の湿邪と同様の障害が発生するものです。内生《ないせい》の湿邪ともいわれます。

痰飲《たんいん》……湿の邪が、体内に長く停滞して凝縮されたものです。このうち粘性のものを「痰《たん》」といい、稀薄なものを「飲《いん》」ということもあります。痰飲は発生している部位によって、種々の症状を呈します。

肺の痰飲……喀痰、咳、呼吸困難、喘鳴

心の痰飲……突然起こる意識障害、意識朦朧《もうろう》、動悸、胸苦しさ、不眠、めまい

胃の痰飲……胃内停水（みずおちで水の音がする）、むかつき、嘔吐、腹満、手足が重だるい、めまい

腸の痰飲……お腹がグルグル鳴る、下腹部が重い、下痢

経絡の痰飲……経絡（ハリ灸のツボの点在する体内の気血の流通経路）の痛み、しこり、腫《は》れ、しびれ

脾の痰飲……食欲不振、悪心、嘔吐、腹満

血瘀《けつお》（瘀血《おけつ》）……血瘀は血の停滞や停滞と、それによって発生した、不調を含みます。血瘀は、血行不良や血栓症、血管外に漏れ出して生ずるものがあります。

全身のいたるところで発生し、「痛む」「黒ずむ」「しこる」という三大症状をと

もないます。

肩こりや冷えのぼせのような軽症のものから、子宮筋腫、子宮内膜症、月経痛、頭痛、痔疾、静脈瘤、動脈瘤、種々の出血、脳梗塞、脳内出血、狭心症、心筋梗塞など重症のものまであります。

顔色や皮膚の色が黒ずみ、口唇がドス黒くなり、舌が紫色になったりチョコレート色の点々や斑点を生じ、舌の裏面の静脈が太く蛇行し、細絡《さいらく》といわれる毛細血管が皮膚の表面にあらわれたり、静脈が青黒く目立つようになったりします。

生命にかかわることのある心臓の血瘀では、多くは左肩甲骨の内側上部のあたりのしこりや痛みをともなうことがあります。あるいは、胸部の圧迫感やチクチクする痛み、強い締めつけられるような痛み、胃部やのどもとから下の奥歯にかけての締めつけ感や痛み、また、左肩のこりは左首すじ、左腕の外側におよび、左手の指にしびれ感を起こすなど多くの症状が起こります。

心電図が正常でも、このような症状がある人は、瘀血を除去する生薬製剤《しょうやくせいざい》を常時服用し、腎虚傾向があれば同時に補陰をおこなって、体液を増し血流を促し、早めに予防することが大切です。予防にまさる治療はありません。

中医学的「食」の考え方

中医学の食の考え方は「薬食同源《やくしょくどうげん》」というように、食べることは体をつくり、体調を整えることに直結しています。ここでは中医学の二つの食事の考え方を紹介します。

一物全体《いちもつぜんたい》
……素材をまるごととると、栄養バランスがとれる

人間の体は、地球の一部です。私たちの棲む地球にはおよそ一〇〇の元素があり、人の体にもそれに近い数の元素が存在します。したがって、偏食をしていると、取り入れる元素の数が少なくなって、健康を害すおそれがあります。

一物全体《いちもつぜんたい》とは、食べ物をできるだけ全体で食べようという考え方です。たとえば、大根なら根だけでなく葉も食べ、魚は刺身や切り身ばかりでなく丸干しで食べるようにしましょう。白米もおいしいけれど、胚芽や糠をふくむ玄米のほうがより栄養価にすぐれています。自然の素材をまるごといただくことで、自然の恩恵を全身で受けることができるのです。

身《しん》土《ど》不《ふ》二《じ》……和食が日本人の体質をつくり上げた

人と風土は一体です。棲んでいるところの気候風土が、その人の体をつくっているという考え方です。ですから、日本人は和食、四川の人には四川の料理が合うといったことでしょうか。

淡白な味つけで、根菜類や葉物野菜が豊富、たんぱく質は大豆や魚からという和食の内容は、日本人の体質にぴったりと合っています。また、その食事が長年にわたって日本人の体質というものをつくってきています。

皮膚病の人のための食事法

慢性的な皮膚病の人の場合には、一物全体や身土不二の基本原則のうえに、皮膚の炎症を悪化させやすい食べものを避けるようにすることが大切です。

炎症は「火事」のようなものです。火事をひどくするには、ガソリンや油を注ぐことです。ガソリンを飲む人はいませんが、アルコールなら飲みます。また油っこい食べものや牛・豚などの脂肪は食べます。こうしたカロリーの高い食べものは炎症を悪化させる原因になります。

チョコレートやケーキ、お砂糖や糖分の多いお菓子なども同様です。タバコは吸わないこと。また、唐辛子、コショウなどの刺激物もひかえめにしましょう。

食物アレルギーのある人は、原因となる食べものは避けることになります。ただし、あまりに食べられないものが多くなると、栄養障害を起こして成長発育に支障をきたすことがあります。さほど強いアレルギー反応でなければ、少しずつ口にして体を慣れさせる方法もあります。

Chapter 8

病気をなおす中医学の実践的治療法

治療の基本となる治《ち》則《そく》八《はっ》法《ぽう》と漢方処方

中医学の治療には、大きく「八法」という八つの方法があります。その八法とは、汗・吐・下・和・温・清・消・補の八つです。

「汗法《かんぽう》」とは、おもに発汗法ですが、かならずしも汗をかかせるのでなく、体表部の免疫力、防衛力を高めるための治療法をいいます。カゼの初期などにおこなわれます。

「吐法《とほう》」は、患者さんの苦痛が多いので、ほとんど用いられていないため、本書ではふれません。

「下法《げほう》」は下剤を用いて排泄をうながす方法です。食中毒などの場合、すみやかに排便によって腸管内の病原菌や毒素を排泄したり、便秘に対して一時的に排便をうながすような、緊急的な治療法です。

「温法《おんぽう》」は体や患部を温める方法です。服用すると体が温まるような性質のある生薬を用います。

「清法《せいほう》」は体や患部の熱を冷ます方法で、体を冷やす性質のある生薬を用います。

「消法《しょうほう》」は、体内に過剰に蓄積した余剰物を、時間をかけてじょじょに排泄する方法で、消化をうながしたり、過剰な水分の除去をおこないます。

「補法《ほほう》」は、体に不足しているものを補充する方法です。人体を構成している気・血・津液（体液）を補うことで、疲労を防ぎ、元気をつける滋養強壮剤がおもに用いられます。

最後に「和法《わほう》」は、体に起こるさまざまな不調和を調整する方法で、二種以上の異なった治療法を複合して用います。

それでは、治療の八つの方法についてくわしく説明していきましょう。

汗法 ……邪気を追い出す治療法

おもにカゼのような感染症の初期症状対策におこなわれる治療法です。

感染症の初期には、ゾクゾクと悪寒を感じるタイプもあれば、悪寒はほとんどなく鼻の奥やのどに痛みがあるタイプなどいくつかの類型があります。

悪寒がある場合は「寒邪」の侵入が原因なので、体を温めて汗をかかせて抵抗力をあげ、寒邪を体表部から追い出す必要があります。ただし、すでに大量の汗をかいている人には、あまり強く発汗させないようにします。

お年寄りや体の弱い人のなかには、カゼをひいて少し熱が出てくると、薬を飲んだわけでもないのにジトジトと汗をかく人もいます。このような汗のかき方を自汗《じかん》といいます。おのずと出る汗の意味です。毛孔を締める力が弱まり、ゆるんでいるために、風にあたると気持ちが悪く、ザワザワする悪風《おふう》という状態です。

このような「悪風、自汗」の状態を「表寒虚証《ひょうかんきょしょう》」といいます。体を温め、しかしあまり強く発汗しないようにして、脱水を防ぎます。このタイプには、桂枝湯を用いますが、発汗がかなり多いものには、桂枝加黄耆湯《けいしかおうぎとう》を用います。

体力や抵抗力が通常であれば、寒邪が侵入したときは、毛孔が締まり（鳥肌のような状態）、体温を逃さないようにします。あるいは、外邪（ウイルスなど）の侵入を防ぐために毛孔は締まるのです。毛孔が締まっているため、汗は出ず「無汗《むかん》」となります。「悪寒、無汗」の状態を「表寒実証《ひょうかんじっしょう》」といいます。無汗のときには強く発汗する治療法が採用できます。このタイプには、有名な葛根湯《かっこんとう》がよく用いられます。

葛根湯の仲間には、麻黄湯《まおうとう》、小青竜湯《しょうせいりゅうとう》、桂麻各半湯《けいまかくはんとう》などもあります。麻黄湯は咳の強いもの、小青竜湯は鼻水や痰が多量でうすいもの、桂麻各半湯はやや表虚に近いものなどに使い分けます。

悪寒、悪風、頭痛、咽痛、鼻づまり、クシャミ、鼻水などといったカゼ初期にみられる症状は「表証《ひょうしょう》」といいます。表証とは、体の表層部にトラブルがあることをいいます。

葛根湯や桂枝湯といった処方は、体の浅い部分である表によく働きかけます。葛根湯は皮膚疾患に用いられることもあり、白っぽく盛りあがるじんましんのかゆみ止めに効果があります。白っぽく盛りあがるものは、患部に熱がないので、こうした温める処方が用いられます。

悪寒や悪風はほとんどなく、のどが痛み、初期から発熱を感じるタイプの、いわゆるのどカゼは「表熱証《ひょうねつしょう》」といわれます。

「表熱証」には、今日でいう抗菌、抗ウイルス力のある生薬を中心にした処方が用いられます。たとえば、銀翹散《ぎんぎょうさん》（天津感冒片はこの改良型）を用います。この処方は、三世紀の後漢期に張仲景《ちょうちゅうけい》が著した『傷寒論《しょうかんろん》』よりずっと時代が下った、一七九八年に呉鞠通《ごきくつう》が刊行した『温病条弁《うんびょうじょうべん》』に記載されています。現在は、一八〇〇年前の仲景と、約二百年前の鞠通の両方の恩恵を受けられる幸せな時代です。

一家に少なくとも「葛根湯」と「天津感冒片」の二つは常備しておくとよいでしょう。保存のきく錠剤ができています。カゼはひきはじめの二十〜三十分が勝負です。この時期に寒気があるなら「葛根湯」、熱っぽさや咽痛があるなら「天津感冒片」というように処方を選んで服用すると、即効性が高く、本格的なカゼに至る前になおせます。もし、「表寒」と「表熱」の症状が同時にあらわれたときは、両方の処方を同じ量か少し減らして、同時に服用するとよいのです。

漢方薬の原料はすべて生薬ですから、眠くならず、胃腸への負担も少なく、勉強や運転にもまったく支障がありません。

このようにして、生薬で防げるものは防ぐようにしておけば、いざというとき抗生物質が必要となったときによく効いてくれます。ＭＲＳＡ（メチシリン耐性黄色ブドウ球菌）のような治療薬に耐性をもった強力な菌の発生をおさえることができますし、早めに服用すればインフルエンザにも有効です。

家庭の中医学は、カゼ対策を身につけることからはじまります。また、カゼをひきにくくする体力づくりも、中医学の方法によって可能です。

下法《げほう》（瀉下法《しゃげほう》）……排泄力を高める治療法

下法は強力に排泄をうながす方法です。腸管に大便が停滞したり、体腔内に水分がたまって排泄されにくいときにおこないます。したがって、体力を消耗しやすいため、長期にわたっておこなうことは避けます。寒下《かんげ》、温下《おんげ》、潤下《じゅんげ》、逐水《ちくすい》などの方法があります。

なお、下法は流産を引き起こす恐れがあるので、妊婦には潤下法のみを用い、作用の強い処方は用いないようにします。

寒下法《かんげほう》

腸管に発生している熱によって大便が硬くなった場合に用います。熱病による便秘などが代表的です。大承気湯、調胃承気湯などがありますが、家庭で用いる機会はあまりないでしょう。

温下法《おんげほう》

冷えによる便秘に用います。大黄附子湯《だいおうぶしとう》か温脾湯《うんぴとう》を用います。

潤下法《じゅんげほう》

腸管の粘液が不足するために大便が出にくくなるものに用います。老人性便秘などでは、比較的長期間にわたって連用することもできます。使用する分量は各人が排便の状態をみながら加減します。抗生物質の服用による便秘にも用いることができます。おもな処方は麻子仁丸《ましにんがん》です。

陰虚によって体液が不足して便秘が生じる場合には、六味地黄丸《ろくみじおうがん》の類で根本治療をおこないながら、補助的に潤腸湯《じゅんちょうとう》を用いることもあります。

逐水法《ちくすいほう》 胸水、腹水、浮腫などの体内に貯溜した水分を下痢によって排除する方法です。十棗湯《じゅっそうとう》などを用います。

温法 ……体を温めてなおす治療法

温法は体を温める方法です。寒気をともなうカゼの初期の体の温め方については汗法の項でとりあげたので、この項では、体の深い部分である内臓系や経絡《けいらく》（気血の流通経路で、体表には経穴というツボがある）を温める方法をとりあげます。

温中散寒法《うんちゅうさんかんほう》、温経散寒法《うんけいさんかんほう》、回陽救逆法《かいようきゅうぎゃくほう》などがふくまれます。慢性的に皮膚疾患で冷えの強い人の体力強化に用いることがあります。

温中散寒法《うんちゅうさんかんほう》

おもに胃腸を温める方法です。処方ごとに説明します。

人参湯《にんじんとう》……腸が冷えて慢性的に下痢をするものに用います。また、寝冷えや冷たい飲食物で急に下痢や腹痛が起きた場合にも用います。

乾姜という生薬のもつ温める力を中心にして、薬用人参（朝鮮人参）を加えて胃腸の働きを強め、体を温め下痢を止めます。口の中につねに唾液が過剰にたまっている人にも用います。

呉茱萸湯《ごしゅゆうとう》……胃腸が弱く食べると吐気がしやすい、唾液が多い、手や足が冷えるなどの症状、冷え症で片頭痛や後頭部からうなじにかけてよく頭痛の起こる人の体質改善にも用いられます。

安中散《あんちゅうさん》……冷えや、冷たい飲食物をとることによって起こる胃痛に用います。空腹時に痛み、胸やけがしたり、酸っぱいゲップののぼるものに効果があります。

大建中湯《だいけんちゅうとう》……さし込むような腹痛やお腹の張りをなおす作用があります。水飴を含み、甘味で胃腸の働きをよくし、お腹を温める処方です。手術後の腸閉塞の予防にも用いられています。

小建中湯《しょうけんちゅうとう》……大建中湯と同じように水飴を含む処方ですが、やはりお腹を温めて体力をつける作用があります。食欲がなく、腹痛や便秘を起こす虚弱な小児によく用いられます。体力をつけてカゼをひきにくくするなどの効果もあります。

温経散寒法《うんけいさんかんほう》

体が冷えることで経絡の流れが悪くなると、筋肉や関節に痛みが発生します。体を温め経絡の流れをよくすることによって、痛みを改善する方法です。

当帰四逆湯《とうきしぎゃくとう》……体を温めて経絡の流れをよくし、増血しながら血行を改善する処方です。

手足の筋肉や関節が冷えによって痛むものをなおします。体が温まるので、冷え症の女性やしもやけのよくできる人に用います。しもやけには当帰四逆加呉茱萸《とうきしぎゃくかごしゅゆう》生姜湯《しょうきょうとう》が有効です。この処方は当帰四逆湯の温める力をよりいっそう強めたものです。

五積散《ごしゃくさん》……体を温め、増血して血行を改善しながら、経絡の流通をうながし、とくに腰や大腿の内側の冷えや痛みをよく改善します。

温経湯《うんけいとう》……下腹部を温め、増血して血行を改善するので、冷え症の女性に用いることの多い処方です。月経が遅れがち、月経の出血量の減少、無月経、不妊、不正出血などに用います。

回陽救逆法《かいようきゅうぎゃくほう》

強い冷えや、ショックによる冷え症状を回復させるための治療法です。

四逆湯《しぎゃくとう》……冷えが強く、元気がなく、横になって寝ていたい、腹痛がある、尿量が少ない、水様の下痢便が出るなどの症状のあるもの、または、脳貧血様の症状で、顔面蒼白となり、口唇が紫色（チアノーゼ）、冷や汗が出て、息苦しくなり、手足が冷え、血圧が下るなどのショック状態に用います。

清法……体の熱を冷ます治療法

清法は、体に発生した熱症状を改善する方法です。清熱瀉火《せいねつしゃか》、清熱解毒《げどく》、清熱涼血《りょうけつ》、清熱利湿《りしつ》、清虚熱《きょねつ》などの治療法があり、とくに炎症性の皮膚疾患の治療には重要な役割を果しています。

なお、熱証には、実熱と虚熱があります。実熱は細菌やウイルスなどによる感染によって発生する熱、皮膚の炎症による赤みをともなう熱などです。

一方、虚熱は体の衰弱にともなう熱っぽさで、手足のほてり感、口の中の乾燥（一度に多くの水は飲めず、少しずつ飲む）、午後になると微熱が出るなどの症状です。高熱には至らず、体のだるさや疲れ感をともないます。この虚熱を冷ますのが、清虚熱法ですが、それについては補法の項であつかいます。

清熱瀉火法《せいねつしゃかほう》

感染症による発熱、精神神経系の過剰な興奮、胃や呼吸器系などの炎症性の熱を冷ます方法です。

白虎湯《びゃっことう》……感染症による高熱期の解熱と、体液の保持に用います。また、胃熱を冷ます効果もあります。胃に熱が発生しているときは、舌や口唇の色の赤味が強くなり、口渇し、冷たい水をよく飲み、食欲は異常に亢進し、口臭が強くなり、歯肉に炎症が起こりやすくなり、便秘し、胃痛を起こすこともあります。

関節リウマチなどによる患部の熱を冷ます作用もあります。皮膚の炎症に用いることもあります。

白虎加人参湯《びゃっこかにんじんとう》……白虎湯に体力を強める作用のある薬用人参を加えて、熱による消耗を防ぐ処方です。疲労感のある場合に用います。

竜胆瀉肝湯《りゅうたんしゃかんとう》……肝胆火旺《かんたんかおう》（肝火上炎《たんかじょうえん》）および、下焦《げしょう》（下半身）湿熱《しつねつ》に用います。

肝胆火旺は精神的な緊張や興奮があり、イライラや不眠などの症状とともに激しい頭痛や耳鳴、目の充血、目の痛み、口の中の苦味などが起こります。

下焦湿熱は、尿の色が濃い、排尿痛、膀胱炎、頻尿、陰部湿疹、黄色の帯下《たいげ》などの症状に用います。皮膚湿疹では、炎症の熱感と分泌液がひどく多いものにも用います。

清熱解毒法《せいねつげどくほう》

清熱は熱を冷ますことで、解毒は化膿によって発生した毒素を排泄する意味があります。つまり、化膿性の炎症に広く用いられる治療法です。

黄連解毒湯《おうれんげどくとう》……化膿性の皮膚の炎症に用いますが、化膿していなくても患部が熱をもち、赤く腫れあがるものに用います。患部を乾燥させる作用もあるので、ジュクジュクと分泌液の多いときにも用いられます。ただし、患部の乾燥が強いときには、増血作用のある四物湯《しもつとう》が加わった温清飲《うんせいいん》を用います。

黄連解毒湯は、高熱と高熱にともなう出血、胃炎で口の中が粘り苦味を感じるもの、あるいは異常に食欲が亢進し、胃痛や胸やけを起こすもの、顔面紅潮、目の充血、強い口臭があり、舌や口唇の赤味が強いなどの強い熱証にも用います。

温清飲《うんせいいん》……黄連解毒湯に四物湯を合方《ごうほう》（二つ以上の処方を組み合わせる）した処方で、かさつきのあるアトピー性皮膚炎の炎症を鎮静するのに用いられる基本処方です。四物湯は増血作用があるために、乾燥してつやのない皮膚に栄養を与えます。黄連解毒湯の消炎解毒作用と共同して、患部の炎症をしずめ、皮膚の再生をはかる処方です。

清上防風湯《せいじょうぼうふうとう》……顔面のニキビの治療によく用いられる処方です。背中や胸など上半身のニキビ、吹出物にも用います。

涼血清営顆粒《りょうけつせいえいかりゅう》……血熱に用います。慢性の皮膚湿疹に用いますが、患部は熱をもって赤くただれ、水疱や膿疱を生じかゆみが強く、黄色を帯びた滲出液が出るものを対象とします。下剤を含むので、便秘の改善にも適しています。

荊芥連翹湯《けいがいれんぎょうとう》……血熱の治療の主要な処方である温清飲をベースに、かゆみを緩和する生薬を加えたものです。耳、鼻、咽喉、肺の慢性的な炎症を起こしやすい人の体質改善剤でもあります。

清熱涼血法《せいねつりょうけつほう》

血熱をなおす治療法です。血に熱を帯びるため、皮膚の炎症が熱をもち腫れあがり、充血して出血するような状態に用います。また、感染症のために、高熱が出て出血が起こる血熱妄行にも適用されます。

清胃散《せいいさん》……胃に熱があるために、口の中が乾燥し、冷たい水を飲みたがり、口臭が強いなどの症状とともに、口の中のただれ、歯肉が腫れて出血する、口内炎ができる、口の中が苦いなどの症状があるものに用います。舌の色の赤みが強いときは、熱の盛んなことを示しています。前項の温清飲が用いられることもあります。

三物黄芩湯《さんもつおうごんとう》……もともとは婦人の産後の肥立ちが悪く、子宮に炎症を起こしたものに用いられた処方です。しかし、掌蹠膿疱症《しょうせきのうほうしょう》に八仙丸《はっせんがん》と併用してよい効果がありま す。三物とは、生地黄《しょうじおう》、苦参《くじん》、黄芩《おうごん》の組み合わせです。生地黄は増血しながら熱を冷まし、体液を増やし、苦参はかゆみを止め、黄芩は炎症の熱を冷まします。

清熱利湿法《せいねつりしつほう》

湿熱を改善する治療法です。湿熱は分泌液をともなう熱性の炎症をいいます。消化器系の湿熱である細菌性下痢や胆のう炎、膀胱炎、滲出液の多い皮膚炎などがその例です。

茵蔯蒿湯《いんちんこうとう》……肝胆湿熱《かんたんしつねつ》の状態は胆のう炎や肝炎にあてはまり、黄疸をともなうこともあります。肉食など濃厚な食物によるじんましんにも用います。利胆、消炎、瀉《しゃ》下《げ》作用によって、毒素の排泄をうながします。

五淋散《ごりんさん》……膀胱炎や尿道炎に用います。利尿作用と消炎作用を兼ねそなえた処方です。

白頭翁湯《はくとうおうとう》……大腸湿熱《だいちょうしつねつ》に用います。細菌性下痢、急性腸炎などが相当します。

消風散《しょうふうさん》……皮膚の湿熱でかゆみのあるものに用います。患部は発赤して熱をもち、ジュクジュクと滲出液が出ているものを対象とします。

治頭瘡一方《ちずそういっぽう》……乳児湿疹やその他の湿疹で、かゆみがあり、患部は発赤し、熱感があり、水疱や膿疱ができて、滲出液のあるものに用います。

十味敗毒湯《じゅうみはいどくとう》……消炎、抗菌、排膿、解熱、滲出液の減少などの効果があり、皮膚の化膿、湿疹、じんましんなどで湿熱のあるものに用います。

消法……消化力と浄化力を高める治療法

消化をうながす消食、瘀血《おけつ》をのぞく活血化瘀《かっけつかお》、水分代謝を改善する化痰《かたん》、利水《りすい》などの方法があります。

消食法《しょくしょうほう》

過食などによって消化不良を起こし、胃もたれ、腹の張り、食欲不振、腐臭のある酸っぱいゲップ、腹痛、下痢などの症状のあるものに用います。

焦三仙《しょうさんせん》、保和丸《ほわがん》、枳実導帯丸《きじつどうたいがん》などを用います。

活血化瘀法《かっけつかおほう》

血行を改善し、瘀血の発生を予防し、あるいは発生している瘀血を除去する方法です。瘀血が発生していると、皮膚が黒ずむ傾向があり、血行障害のために痛みやしこりができやすく、症状が重いときは舌や口唇がドス黒くなります。瘀血をのぞくことによって、皮膚のシミやくすみも解消されます。

冠元顆粒《かんげんかりゅう》……冠元顆粒は中国で近年開発された冠心Ⅱ号方《かんしんにごうほう》の処方の配合を一部変更し、全体の分量を減らすなどして、作用を緩和させた生薬製剤。広く血行改善剤として使用されています。肩こりや冷えなどの改善にも用いられます。

冠心Ⅱ号方《かんしんにごうほう》……虚血性心疾患（狭心症や心筋梗塞）、脳梗塞などの予防と治療を目的とする処方で、心臓や脳など体の上部を中心に、全身の血行を改善し血栓を予防します。

桂枝茯苓丸《けいしぶくりょうがん》……桃の種子の仁は桃仁《とうにん》という生薬で瘀血をのぞく作用が強く、子宮筋腫の治療に効果があります。この桃仁を主薬にした処方が桂枝茯苓丸です。

血行が悪い人のなかには、足が強く冷え顔がのぼせる、いわゆる冷えのぼせの人がいます。このような人の血行改善によい処方です。

血府逐瘀湯《けっぷちくおとう》……瘀血による痛みを解消する作用があります。虚血性心疾患（狭心症や心筋梗塞）による胸部の痛み、血行障害による筋肉や関節の痛みや強ばり、月経痛などを緩和し、鼻血、歯茎出血、不正性器出血、皮下出血など慢性的にくり返す出血、子宮筋腫、卵巣のう腫、外傷による内出血などの治療にも用います。

芎《きゅう》帰《き》調《ちょう》血《けつ》飲《いん》第《だい》一《いち》加《か》減《げん》……増血しながら血行を改善し、体を温める作用があるので、貧血気味で、体や手足が冷える女性に用いることの多い処方です。月経不順、月経痛、無月経、子宮筋腫などに用います。

桃《とう》核《かく》承《じょう》気《き》湯《とう》……下剤を含んだ処方で、強力に下腹部や骨盤内の瘀血を排泄する作用があります。体力が十分ある人の頑固な瘀血に用いる処方です。筋肉の力のない虚弱な人に用いると、腹痛と下痢を起こすことがあります。

慢性皮膚疾患では、瘀血のために顔色や口唇、舌などの色がドス黒い人に用い、血行を改善することによって症状の改善を助けることもあります。

慢性便秘、月経痛、産後の悪《お》露《ろ》停《てい》留《りゅう》、子宮内膜症、更年期障害などに用いられます。

折衝飲《せっしょういん》……出産した直後に産婦が服用すると産後の悪露《おろ》（胎盤の残滓《ざんし》など）がきれいに排泄されて、肥立ちをよくし、きれいな血液によって脳の働きを正常にし、産後のノイローゼを予防しあるいは改善します。血行改善の作用にすぐれ、産後ばかりでなく広く瘀血の除去に用いられます。

化痰利水法《かたんりすいほう》

中医学では、体内にとどこおった水分を痰飲《たんいん》、水湿《すいしつ》、水腫《すいしゅ》などと呼んでいます。たとえば、咳とともにのどから出てくる痰はよく知られた痰飲の一つですが、胃のあたりにとどまってチャプチャプと音のするようなものも痰飲といわれます。水湿、水腫は体のむくみや腹水、胸水、肺水腫などがこれにあたります。

おもに痰飲の除去に用いる方法を「化痰利水《かたんりすい》」といい、水湿、水腫には利水消腫法《りすいしょうしゅほう》を用います。しかし、痰飲と水湿は厳密に区別されにくい向きがあります。ここでは皮膚の炎症に水湿などが発生した場合に用いられる処方をとりあげます。

越婢加朮湯《えっぴかじゅつとう》……患部に熱性の炎症があるために赤くただれ、ジュクジュクとした滲出液《しんしゅつ》の出るものに用います。ただし、体が疲れやすく、汗が漏れやすい（自汗）、水肥りタイプなどの気虚（機能低下、衰弱）の場合には、防已黄耆湯《ぼういおうぎとう》を用います。

防已黄耆湯《ぼういおうぎとう》……体力を強め、皮膚の栄養状態を改善しながら、体のむくみや患部の過剰な水分をのぞきます。水肥りで汗をかきやすい人に用いると体重を下げることができ、膝関節にたまった水をのぞく作用もあります。膝関節が熱をもって腫れるときには、越婢加朮湯《えっぴかじゅつとう》を用います。

五苓散《ごれいさん》……手足などが冷えやすく、むくみがあり、のどがすぐにかわいて水分をとりたがる人に用います。利尿作用がありますが、合成新薬の利尿剤のように体を著しく疲れさせる副作用はなく、腎を守る処方です。また、胃腸の働きを助けるので、乳児の水や乳汁の嘔吐にも用います。

真武湯《しんぶとう》……五苓散と同様に腎と胃腸を強めますが、いっそう体を温める作用が強く、老人に多い早朝下痢に著効があります。冷え症で下痢がちな人にも用いられます。人参湯と併用すると、人参湯によるむくみを防ぎます。

苓桂朮甘湯《りょうけいじゅつかんとう》……中医学では、めまいの多くは痰飲、水湿が原因であると考えており、体の上部に、目に見えない水分の貯溜があるとしています。たとえば、メニエル病では、内耳の平衡器官のリンパ液の過剰が認められています。苓桂朮甘湯は体の上部、とくに頭部の過剰な水分を除去する作用があるために、メニエル病をはじめとするめまいや頭重などの症状に用いられます。

補法《ほほう》（補益法《ほえきほう》）……足りないものを補う治療法

生命を支えている、気・血・津液・精などが不足すると、体力がおとろえ、疲れやすくなります。また、抵抗力も弱くなり病気にかかりやすくもなります。体に不足した要素をみつけ出し、その不足するものを補うのが補法です。

補法には、補気、補血、補陰、補陽の四つがあり、単独で、あるいは複合して用いられます。

補気法《ほきほう》

気は、体の機能をあらわします。その気が不足した状態を気虚といいます。気虚には疲れやすい、元気がないといった症状があり、抵抗力も低下しており、病気にかかりやすく、なおりにくい傾向があります。

脾（消化器系）、肺（呼吸器系）、心（心臓血管系や大脳）、腎（泌尿生殖器系）などに気虚がよく起こります。肝は気が高ぶりやすい内臓で、興奮して肝火上炎《かんかじょうえん》や、鬱滞して肝気鬱結《かんきうっけつ》となります。肝の虚証は血虚と陰虚があります。

皮膚疾患では、消化器系の気虚と呼吸器系の気虚が多くみられます。

補中益気湯《ほちゅうえっきとう》……消化器系の機能低下である脾胃気虚《ひいききょ》に用います。食欲がなく、胃下垂など内臓下垂（他に遊走腎、脱腸、脱肛、子宮下垂など）があることが多く、肥りにくく筋肉の力が弱く、カゼをひきやすいなどの虚弱体質の改善に効果があります。黄耆《おうぎ》という生薬を多く含み、皮膚の再生や強化をうながします。また、黄耆、柴胡《さいこ》、升麻《しょうま》の三つの生薬は協力して、内臓の力を強めて下垂を引き上げます。乳幼児の下痢や緑便をなおすので、アトピー性皮膚炎の根本治療に役立ちます。

参苓白朮散《じんりょうびゃくじゅつさん》……脾胃気虚《ひいききょ》で、軟便から下痢をしやすい人に用います。消化不良、慢性胃腸炎によく使われます。

玉屏風散《ぎょくびょうぶさん》……皮膚を丈夫にする黄耆を多量に含むので、皮膚の働きを強め、汗の漏れを防ぎ、カゼなどにかかりにくくする作用があります。

黄耆は、細胞性免疫を高めるといわれます。アレルギー性鼻炎、多汗症などの体質改善に用いられます。

香砂六君子湯《こうしゃりっくんしとう》……消化器系が弱く、食欲がなく、食べ物の味がわかりにくい、軟便あるいは水様便、むかつき、嘔吐、お腹の張り、腹痛などのあるものに用います。

慢性的な皮膚疾患では消化器系の弱い人がみられるので、そのような人の自然治癒力を強化するために用いることがあります。

紅雪冬夏《こうせつとうか》……紅景天《こうけいてん》、雪蓮花《せつれんか》という高山植物に冬虫夏草《とうちゅうかそう》が加わった生薬製剤（食品あつかい）です。食べる酸素といわれ、肺の機能が低下している人に広く使われます。登山者に愛用されています。

補血法《ほけつほう》

増血する方法で、血虚の治療法です。皮膚疾患では、患部の栄養状態が悪いために、カサカサと枯燥して皮がむけ、かゆみがあるものに用います。

十全大補湯《じゅうぜんだいほとう》……補血法と補気法を同時におこなう処方です。気血同源《きけつどうげん》といわれ、気が虚すと栄養の吸収が悪くなり、貧血傾向となり、血虚となり、血が虚すと元気がなくなり、気虚となるという関係があります。

そこで、この処方は気血の両方を補う作用があります。これを気血双補といいます。

疲れやすく、血色が悪く、貧血あるいはその傾向のあるものに用います。免疫力を高める作用があり、がんの治療と予防にも用いられています。尋常性乾癬《じんじょうせいかんせん》の治療に補助薬として用いられることがあります。

帰脾湯《きひとう》……この処方も、気血双補の作用があります。増血しながら血管を丈夫にして出血を防ぐので、皮下出血（アザ）を起こしやすい人や、月経の出血がだらだらと長くつづいて止まりにくい人などに用いてよい効果をあげます。

また、心血虚《しんけっきょ》に有効で、睡眠を助けるため、動悸がして眠りにくい人に用いますなお、動悸がして眠れない人のうち、手足がほてる人には天王補心丹《てんのうほしんたん》を用います）。

当帰飲子《とうきいんし》……血虚生風《けっきょせいふう》といわれる状態に用います。生風とは「風証《ふうしょう》を起こす」の意で、風証とは突然起こるかゆみ、めまい、卒倒などをいいます。血虚のために皮膚の栄養状態が悪くなり、カサカサしてつやがなく、かゆみのあるものに用います。貧血や老人の皮膚掻痒症に用います。老人の場合は補腎薬といっしょに用いるといっそうよい効果が得られます。

補陰法《ほいんほう》

加齢や心身の過労によって消耗すると、体内の水分が減少してきます。そのため、口の中や目、肌などは乾燥し、皮膚にはシワが増えてきます。シワは舌面にもあらわれて、舌の表面に亀裂ができ、舌の苔は少ないか無苔となり、舌本体（舌体）の色は赤味が濃くなることもあります（体液の減少のため、血液中の水分も減り、血液が濃厚になるため）。

人の体温は、体内の水分によって熱を冷まされ、一定の温度を保っていますが、体液が減少すると、体に感じられる体温がやや高めとなってきます。そのため、手足のほてり感、のぼせ、午後の微熱といった症状があらわれます。

夜になって床に入ると足がほてり、動悸（胸がドキドキする）がして眠れない、微熱がつづくというようなとき、多くはこうした体液の不足状態なのです。

中医学では水分不足を「陰虚」といいます。津液不足ともいいます。

こうした、陰虚を改善する方法が補陰（あるいは滋陰《じいん》）法です。体にみずみずしさをとり戻す方法で、その基本は水の臓といわれる、「腎」の衰弱（腎虚）を補う方法で、抗老化作用があります。糖尿病には陰虚体質者が多く、慢性皮膚疾患にも陰虚体質者が少なくありません。

八仙丸《はっせんがん》（**麦味地黄丸《ばくみじおうがん》**）……『医級《いきゅう》』（一七七二年刊）に収載されている処方で、肺腎陰虚を治療する作用があります。痰の少ない咳、息切れ、吸気性呼吸困難、痰は出ないか少量、ときに痰に少量の血が混じる、口の中の乾燥などの症状に用います。

処方の構成は主として、五臓の腎を補う六味地黄丸《ろくみじおうがん》に、五臓の肺の働きを助ける麦門冬《ばくもんどう》、五味子《ごみし》を配合しているため、慢性的な皮膚疾患の体質改善に用いられます。

アトピー性皮膚炎や掌蹠膿疱症の本治《ほんち》（根本療法）薬として、湯清飲《うんせいいん》や三物黄芩湯《さんもつおうごんとう》などの標治《ひょうち》（対症療法）薬といっしょに用いられます。一般に、がんこな慢性病には標本同施《ひょうほんどうせ》（対症療法と根本療法を同時におこなうこと）が必要となります。

杞菊地黄丸《こぎくじおうがん》……同じく『医級』に記載されている処方の一つで、「飲む目薬」といわれる処方です。処方構成は六味地黄丸に、肝臓の働きを強めて目に栄養を供給する枸杞子《くこし》と菊花《きくか》を加えたもので、勉強やパソコン、読書、車の運転などによる目の疲れ、かすみ、ぼやけ、視力の低下を防ぐほか白内障の予防や、初期の白内障治療に用いられます。肝腎を強化するので、耳や骨を守る作用もあると考えられます。（ちなみに、これは私の愛用薬で、四十三年間にわたって服用しています。おかげで視力はずっと〇・七を保っています）

天《てん》王《のう》補《ほ》心丹《しんたん》……五臓の心と腎の不調和による不眠、多夢、動悸、健忘などに用いられます。

五臓の心は、血液の循環をつかさどるだけでなく「こころ」の宿る内臓ととらえられており、五臓の相互関係からは「腎」は「心」の働きを抑制しています。つまり、老化などによって腎が弱ると心の興奮が抑えられなくなり、不眠や動悸を起こします。このため、腎を強めることで心の鎮静をはかったのがこの処方です。

習慣性がなく、普通の睡眠薬にみられる、寝起きに頭がぼんやりする感覚がなく、胃腸や肝臓への負担もありません。朝から服用しますが、昼間はねむくなることがありません。手や足のほてり感や口の乾燥など陰虚の人に効果があります。夜、床に入ると足がほてり、動悸がしてきて眠れないという人に効果があります。

知柏地黄丸《ちばくじおうがん》……腎陰虚火旺《じんいんきょかおう》という状態に用います。足腰がだるい、元気がないなどという腎虚の症状に、のぼせやすい、頬のあたりが赤い、口唇や舌の色の赤味が強い、口の中が乾燥する、性欲が異常に亢進するが快感が得られない等の陰虚による熱証の強いものに用います。慢性皮膚疾患で炎症の熱の強いものに本治薬として用いることがあります。

補陽法《ほようほう》

内臓の機能がおとろえた状態を「気虚」といいます。気虚が長期化したり、「腎」がおとろえると陽気（エネルギー）が不足して、体が冷え込むようになり「陽虚《ようきょ》」となります。燃えにくいストーブのような状態です。

この陽虚の状態を温めて機能の回復をはかるのが補陽法です。よくみられる陽虚には心陽虚、肺陽虚、脾陽虚、腎陽虚があります。

八味地黄丸《はちみじおうがん》（金匱腎気丸《きんきじんきがん》）……腎陽虚に用いられる主要処方です。足腰のおとろえ、精力減退、骨の粗しょう化、健忘、耳鳴、難聴、夜間の頻尿、免疫力低下などの腎虚症状に、寒がる、足腰の冷え、低体温などの寒性の症状が加わったものに用います。腎陰陽両虚といわれる症状にも用います。腎陽虚の症状に口の中の乾燥、午後の微熱、ときに手足のほてりを感じるなどの陰虚（体液不足）の症状の加わったものに用います。老人性皮膚搔痒症で腎陽虚または腎陰陽両虚の人の本治薬として用いられますが、標治（対症療法）薬としては、皮膚をうるおす作用とかゆみをしずめる作用のある当帰飲子《とうきいんし》や温清飲《うんせいいん》が用いられます。

参馬補腎丸《じんばほじんがん》……朝鮮人参（薬用人参）と海馬《かいま》（タツノオトシゴ）を主薬として腎陽虚を改善する作用があります。精力を強める作用があり男女の不妊治療などにも応用されています。

参茸補血丸《さんじょうほけつがん》……朝鮮人参と鹿茸《ろくじょう》（鹿の幼角）を主成分とした補腎陽薬で、老化や過労による体力の低下、精力減退、無気力、健忘、冷えなどに用います。

双料参茸丸《そうりょうさんじょうがん》……冬虫夏草やオオヤモリなど、五臓の肺と腎を強める生薬が配合された処方です。呼吸が弱い、慢性的な咳が続くなどの肺の症状とともに腎陽虚の症状があり、体力がおとろえ、皮膚の乾燥するものに用います。

和法《わほう》……バランスを整える治療法

体内に発生した、種々の不調和の和解をはかる方法です。和解表裏《わかいひょうり》、和解腸胃《わかいちょうい》、和解肝脾《わかいかんぴ》の三つの方法が含まれます。

和解表裏法《わかいひょうりほう》

感染症の進行する過程で、体表部（表）の皮膚や粘膜から侵入した外邪（ウイルスや細菌など）が防衛線を破って侵入し、しかしまだ内臓（裏）には届いていない状態があります。このように、表と裏の中間部に達した病期を「半表半裏期《はんぴょうはんりき》」といいます。

こうしたときは、表の防衛力を高める薬剤と、裏の内臓の働きを強化する薬剤の両方を組み合わせて治療することで、外邪とたたかうことができます。

半表半裏期の症状は、表証の特徴である悪寒と、裏証（内臓障害）の特徴である高い熱が交互にあらわれます。悪寒と発熱が交互にくり返されるので往来寒熱《おうらいかんねつ》といいます。このような表裏の調和をはかるのが和解表裏法（調和半表半裏法）です。

小柴胡湯《しょうさいことう》……発熱性疾患の中間期にみられる往来寒熱、胸脇部が張って苦しい、悪心、嘔吐、食欲不振などの症状のあるものに用います。

この処方は、五臓の肝と脾の調和をはかる作用があり、ゆううつ感、いらつきなど肝気鬱結《かんきうっけつ》（ストレスの内攻症状）、食欲不振、口の苦味、元気が出ないという症状に用いることもあります。

和解腸胃法《わかいちょういほう》

中医学の経験によると、胃は飲食物をいったん受け止めると初期的な消化をおこない、下方の小腸へ送ります。このことを「胃気は下向《かこう》する」といいます。

腸は胃から送られた飲食物をさらによく消化し、栄養分をとり出し、脾がこれを体の上部肺へと運びます。こうした脾の働きを「脾気は上昇する」といいます。

このような飲食物の消化吸収の過程で、腸胃の働きが調和しないと、胃気は逆行して胃のつかえやもたれあるいは悪心嘔吐となり、脾気が失調すると下痢となります。結果として吐き下しの症状があらわれます。こうした異常を正すために、胃と腸の働きの調和をはかる治療法です。

半夏瀉心湯《はんげしゃしんとう》……この処方は、半夏という生薬と黄連《おうれん》を組み合わせて胃気の上逆をしずめ、人参と乾姜《かんきょう》を組み合わせて腸を温め、吐き下しをとめます。

和解肝脾法《わかいかんぴほう》

肝は精神的なストレスを受け止める内臓系で、ストレスが内攻すると肝気鬱結といわれる症状があらわれます。イライラして怒りやすい、鬱状態になりやすい、不眠、胸が張って息苦しく、よくためいきをつく、のどの詰まり感がある、月経前にヒステリックになったり悲しくなったりする、などの訴えが聞かれ、それとともに食欲がない、下痢と便秘をくり返すなどの胃腸症状（脾胃の症状）が起こります。これは肝と脾の不調和なので、調和肝脾の治療をおこないます。

逍遙散《しょうようさん》……肝の働きを補って情緒の安定をはかる柴胡《さいこ》、白芍《びゃくしゃく》に、脾胃（胃腸）の働きを助ける白朮《びゃくじゅつ》、茯苓《ぶくりょう》、炙甘草《しゃかんぞう》を配合して、肝脾の働きを取り戻す作用があります。ＰＭＳ（月経前症候群）に著効があり、また、精神的なストレスによって悪化する皮膚疾患の症状緩和にも用います。

更年期などにみられる、突然のぼせて汗をかくホットフラッシュのあるものには、熱を冷ます牡丹皮《ぼたんぴ》と山梔子《さんしし》（クチナシの実）を加えた加味逍遙散《かみしょうようさん》にします。ただし、冷えの強い人にはより冷えが増すことがあるので注意してください。

おわりに
——漢方または中医学に対する誤解について

中医学はたんなる民間療法ではない

まず、私の恥をさらすことから話をはじめなくてはなりません。

薬学部の学生だったころ、私には二つの「誓い」がありました。

一つは「漢方は迷信だから近寄るまい」。もう一つは「薬局のオヤジにはなるまい」

というものでした。

高校生のころは化学と生物が好きでしたので、薬学部を選びました。薬科大学に入ったときには、化学合成薬品こそが「薬」だと思っていたのです。

ですから、ある研究室で薬草を煎じてものすごい臭いをたて、縦書きの古文を読んでいる人びとを見るにつけ、時代錯誤もはなはだしい変人集団だと思い、できるだけ近寄るまいとしていたのです。また、街の薬局の前を通ったりするとき、ひとり孤独に店に座る薬局の主人の姿を見て、僕はとてもあの孤独には耐えられないだろうな、と思ったのです。

ところが、私はいま何をしているのでしょうか、二十数年間にわたって母校の東京薬科大学で非常勤の講師をつとめ、「東洋医学概論」の講義をしてきたのです（いまはもう退任しましたが）。

これは、当時、薬大の教授であった川瀬清先生のお招きによるものでした。

そして、現在は東京の吉祥寺と八王子の薬局の「オヤジ」になって、なんと「中医学（中国の伝統医学）」によって、病める方々や病気の予防を願う方々の健康相談に乗る毎日です。

なんという変節者！　私自身、運命の不思議を感じます。

私は一九三五年、中国の東北部（旧満州）に生まれました。そして敗戦の翌年、一九四六年、日本に引き揚げて来ました。

引き揚げ船に乗る五日前に父が病死しました。長男だった十歳の私は父の薬を求めて病院を回りましたが、終戦のためにどこの病院にも薬はありませんでした。

いま思うと、どうして中医師（中国の伝統医学の医師）に頼らなかったのかと残念ですが、当時の私には、そうした知恵はまったくありませんでした。

いまになってみると、こうした中国での経験が、私を呼んでいたのかもしれないと思うこともあります。

薬大を卒業してから七年間ほどは、漢方と薬局から逃れるためもあって、商社に入ってサラリーマン生活をしていました。

ところが、困ったことが起こりました。

一九七二年になって、当時の田中角栄首相が訪中して、日中国交回復が成ったのです。その結果、私の勤めていた商社では中国の漢方薬（中成薬）の輸入に本腰を入れはじめたのです。私はその年の秋、イスクラ産業株式会社の社長（当時）石川士郎氏のご厚意によって、引き揚げ以来初めて、ふたたび中国の土を踏んだのでした。

そのときのことです。散歩の途中でたまたま立ち寄った北京の人民書店で、偶然、出会ったのが『中医学教科書』でした。この書物は中医学院（中国医学の専門教育機関）で使用している教材だったのです。

トランク二つぶんほども教科書を持ち帰って、辞書を片手に読みはじめたものの、なかなか解読が困難でした。しかし、一週間も粘っているうちにだんだん読めるようになり、中医学の基礎理論を知ることができました。

その三年後には、私の最初の本『実用の中医学』（ドラッグマガジン社）を出版することができました。

私は環境に恵まれ、イスクラ診療所（当時）で、医師とともに中医学の実践の場を与えられました。この中医学教科書との出会いが私の考え、私の生活を三百六十度転換させてしまったのです。百八十度でない理由は、西洋医学をみてきたからです。

中国の伝統医学である中医学は、それこそ「人類の宝」であることがわかったのです。食わず嫌いとは、恐ろしいことです。現在、西洋医学の立場から、中医学ないし漢方医学に対する批判めいた言動がみられますが、一九七二年以前の私を思い出させます。中医学を批判するのなら、どうかよく勉強してから、そのうえでしっかりと批判していただきたいと思います。そうでなければ時間の無駄になるし、患者さんがたに誤った情報を与えて、迷惑をかけることにもなるからです。

そのような意味をこめて中医学の基礎理論を本書でご紹介しました。

「薬」と「化学合成物質」とをごったにしない

『常用字解』（白川静著、平凡社）には、「薬」という文字は、「説文」によると「病を治す艸（草）なり」とあって、薬草（薬になる草）の意味とする――と書かれています。

要するに「薬」とは、その字のくさかんむりが示すように、本来は「薬草」のことを示しているのです。生薬は草根木皮に少量の鉱物質や動物生薬をふくんでおり、化学合成物質ができるまでの長いあいだ、人びとの健康を守ってきた薬物です。そして、それは人間と同じ自然の一部分を為す物質なのです。

ところが、近年、化学的に造られた合成物質が医療に使われるようになると、これをまた「薬」と呼ぶようになったのです。これがそもそもの間違いのはじまりではないかと私は思うのです。

化学合成物質は、私たちと同じ自然の産物ではないものですから、薬の原意である「病をなおす草」ではあり得ません。

合成物質には厳密な検証が必要

化学合成物質は、人類の歴史からみると、ほんのつい最近、突然試験管の中で生まれ、この世に出現した物質です。

ですから、私たち生物にとってみるとまったく未知の物質なのです。未知の物質ですから、生命や環境に対してどんな作用があるのか、厳密に検証しなければならないはずです。その合成剤の検証法として二重盲検法が導入されるなど、いわゆる「科学的」な方法が提唱されてきたのは至極当然のことです。

ところがどうしたことか、いつの間にか、この未知物質と同じ方法によって検証されないものは、いっさい「科学的ではない」という逆立ちした理屈が叫ばれるようになりました。これが、その性質や使用法や効能が熟知されている漢方薬や中国医学に対する攻撃の根拠になったのです。

裸の王様の寓話を思い出しますが、本当のことがわからないのは、科学神話にとりつかれた一部の人びとだけではないのでしょうか。

たとえば、お味噌汁の効果や安全性が検証されていないから飲まないという人はいないでしょう。お味噌汁が安全で健康によい食物であることは、日本人なら誰でも自明のことだからです。

自明であることが存在するということは、いわゆる科学的といわれる方法のみが真実を知る方法ではないことを示しています。自明である真実は、お金では買えない莫大な経験と時間によってのみ得られた真実なのです。

事実、現在、国家が承認して正当な医学として中医学を実践している中国では、中医学と中医学が用いる薬物は、すでに自明の文化なのです。もちろん、現代の科学による研究を導入する中西医結合の試みも実行されており、現代科学によるメスの受け入れには、むしろ積極的ですらあります。

中医学は、数千年という長い歴史のうえではじめて成立した医学です。長年のあいだに多くの失敗をくり返すなかで、歴史の淘汰を受け、真実のみが沈殿し、常識として結晶したものなのです。

ですから、中医学には整然とした理論体系と治療体系があります。こうした体系がつくりあげられてきた背景には、中国の自然哲学である「陰陽五行説」があり、また、経験による膨大な知識の散逸を防げたのは、中国人の発明した漢字と、それによる「記録」を重んじる中国人気質によるものでしょう。

お味噌汁と薬剤を同列に論ずるのは愚かしいという批判に対しては、中医学の「薬食同源」（薬と食物の間に垣根はない）という言葉をお贈りしておきましょう。

最後に、お茶の水女子大学の室伏きみ子先生の編書『ライフサイエンス入門』から、中医学に関する部分を引用させていただき、ご参考に供します。

「ライフサイエンスとして生命や生活を扱う科学を考える場合、その生命・生活の中に我々自身や我々の生活自体を含むようになると、取り扱いが俄然難しくなる。それは科学の前提としての再現性、およびその再現性の前提としての同一状態の設定可能性が、我々自身および我々の生活自体が対象となると、ほとんど不可能になるからである。ここに、科学に基づく知識は十分に参考にはするが、決断は結局は直感に頼らざるを得ないという日々の事態が生じる所以がある。

科学は、わかっていることは明晰にその内容を提示し、わかっていないことに関しては沈黙を守り、それには決して依拠しないという良心を有している。これが科学の力となっており、また我々の信頼の基ともなっている。

しかしこの科学の方法は、科学によりわかっている部分とわかっていない部分とが截然と分けられており、しかもわかっていない部分に関しては科学は一切の責任を負わないのであるから、わかっていないことの方が圧倒的に多い我々自身や我々の生活自体を含む決断の場合には、科学の示すことに反しない範囲内で経験に基づく直感に頼る以外に方法はないことになる。

それならば、経験に基づき、これを決断に導くことができる、我々にもある程度納得できる他の方法はないのか、という疑問が湧いてくる。そのとき参考になるかも知れない候補の一つが、長い歴史とその間の経験から帰納してきたと考えられている中医学である」（會川義寛、14章「生活環境と中医学」より）

あとがき

大切な子どもたちを、ステロイド漬けの治療から守るのは、お母さん方の勉強しだいです。

子どもたちにどんな治療を受けさせるかを決めるのは、家庭のお母さんだからです。

しかし、問題は、そのお母さんが勉強するチャンスがほとんどないということです。

わが国では、長いあいだ「生兵法《なまびょうほう》は大怪我《おおけが》のもと」などといって、素人が医療に近づくことをタブー視し、医療のことはいっさい医師と病院にまかせるべきだという風潮に強く支配されてきました。おそらく、これは伝染病が医療のおもな対象だったためでしょう。

その結果、今日では家庭の医療はほとんどまったくといってよいほど、「空白」の状態におちいっています。

二十世紀の医療は、「伝染病」や「救急医療」においてめざましい発展をとげました。

しかし、二十一世紀の今日、医療の重要なテーマは「生活習慣病」や「老化」「体質」などによる「心身の不調」となっています。いま強く求められているのは、手術や薬などといった医師にしかできないことではなく、「自分の体は自分で守る」ための家庭医学の知識なのです。

ですから生兵法ではない、しっかりした「家庭医学」の充実をはかるのが、今日の医療の急務なのです。またこれは、医療費の削減につながる根本的な対策でもあるのです。

そのとき役に立つのが「中医学（中国医学）」です。

中医学は、家庭医学の必須条件である、①わかりやすいこと、②安全であること、③よく効くこと、④理論体系があること（あれがよい、これが効くといった知識の羅列でない）、の四つの条件をそなえた世界唯一の医学だからです。

本書では、こうした優れた中医学を後半で紹介しましたが、その目的の一つは皮膚病の治療をするための背景である、中医学の概要を知っていただくことと、もう一つは家庭医学としての中医学入門の手引きとなることを願ったものです。

なお、とくに女性のみなさんにおすすめしたいのが、「中医アロマセラピー」です。これは中医学と英国流のアロマセラピーを結合した家庭医療で、楽しみながら学べる最も理想的な方法です。一家に一人、中医アロマセラピストが生まれたら、家庭の医学がどんなに豊かになることでしょうか！

小さなころからお母さんのアロマによるスキンシップと、中医学によるケアを受けて育てば、日本中の子どもたちがみな、薬害の心配もなく育ち、お母さんを大好きになるに違いありません。

明るく健康な家庭の輪が広がることを願って筆をおくことにいたします。

末筆ですが、一九七二年の秋、私を中国に派遣して下さり、中医学に出逢うチャンスを与えてくださった石川士郎氏と、中医学のご指導をいただいた御師川瀬清先生（東京薬科大学名誉教授）に心からお礼を申し上げます。

また、本書の作成にあたっては、草思社編集部の藤田博氏に多くのご示唆と、ご支援をいただきました。ライターの麻生泰子さんには文章の整理をお願いいたしました。厚くお礼申し上げます。

二〇〇九年　初夏　　猪越恭也

参考文献

『ライフサイエンス入門』室伏きみ子（オーム社、二〇〇二年）
『体温免疫力』安保徹（ナツメ社、二〇〇四年）
『遺伝子オンで生きる』村上和雄（サンマーク出版、二〇〇四年）
『中医アロマセラピー――家庭の医学書』有藤文香（池田書店、二〇〇八年）
『奇跡のアトピー自然療法』朝倉一善（実業之日本社、二〇〇二年）
『皮膚は考える』傳田光洋（岩波書店、二〇〇五年）
『脱ステロイドのアトピー治療』松田三千雄（農山漁村文化協会、二〇〇七年）
『皮膚病は病院では治らない』蔡篤俊（ゴマブックス、二〇〇三年）
『皮膚の医学』田上八朗（中央公論新社、二〇〇三年）
『あきらめない！　もうひとつの治療法』原山建郎（厚生科学研究所、二〇〇六年）
『アトピーは中医学と薬膳で治す』植松光子（二見書房、二〇〇五年）

『中西医結合皮膚病学』邊天羽・兪錫純（天津科学技術出版社、一九八七年）
『アトピー治療革命』藤澤重樹（永岡書店、二〇〇四年）
『患者に学んだ成人型アトピー治療』佐藤健二（柘植書房新社、二〇〇八年）
『膠原病診療の最前線』前田学（たにぐち書店、一九九八年）
『がんを治す〝仕組み〟はあなたの体のなかにある』真柄俊一（現代書林、二〇〇七年）
『臨床中医学概論』張瓏英（自然社／緑書房、一九八八年）
『漢字と中国人』大島正二（岩波書店、二〇〇三年）
『アトピー性皮膚炎に打ち勝つために』佐田義尚（自費出版）
『ＥＢＭ皮膚科』真鍋求、宮地良樹編（文光堂、二〇〇一年）
『皮膚科学　考え方学び方』第二版、山田瑞穂・古川福実・岩月啓氏（金原出版、二〇〇一年）
『中国医学思想史』石田秀実（東京大学出版会、一九九二年）

著者略歴――――
猪越恭也 いこし・やすなり
1935年、中国安東市(現・丹東市)生まれ。東京薬科大学卒。日本中医学会理事。長春中医薬大学客員教授。日本中医薬研究会顧問。東西中医学院代表。「中医学を日本人の常識に」をモットーに中医学の家庭への普及に努めている。著書に『顔をみれば病気がわかる』(草思社)『五臓六腑の健康百科』(佼成出版社)『自分でできる中国家庭医学』(農山漁村文化協会)『「隠れ病」は肌に出る!』(講談社)『キッチン漢方の底力』(共著、明治書院)ほか多数。

アトピーも掌蹠膿疱症《しょうせきのうほうしょう》も
皮膚の病気は内臓でなおす

2009年7月1日 第1刷発行
2017年2月15日 第8刷発行

著者 猪越恭也
ブック Malpu Design(清水良洋+長谷川有香)
発行者 藤田博
発行所 株式会社 草思社
〒160-0022 東京都新宿区新宿5-3-15
電話 代表 03(4580)7676 編集 03(4580)7680
振替 00170-9-23552

印刷 中央精版印刷 株式会社
製本 株式会社 坂田製本

ISBN978-4-7942-1715-8 Printed in Japan 検印省略
http://www.soshisha.com/